陈美华名老中医学术经验集萃

主　编　严　萍

副主编　郭进建　黄飞翔

编　委　叶　盈　谢胜伟　林菊珊

　　　　陈　娟　许　杨　陈丽青

U0273921

中国中医药出版社

·北　京·

图书在版编目（CIP）数据

陈美华名老中医学术经验集萃/严萍主编．—北京：中国中医药出版社，2020.8

ISBN 978 - 7 - 5132 - 6226 - 2

Ⅰ.①陈… Ⅱ.①严… Ⅲ.①中医学 - 临床医学 - 经验 - 中国 - 现代 Ⅳ.①R249.7

中国版本图书馆 CIP 数据核字（2020）第 077474 号

中国中医药出版社出版

北京经济技术开发区科创十三街 31 号院二区 8 号楼

邮政编码 100176

传真 010 - 64405750

山东临沂新华印刷物流集团有限责任公司印刷

各地新华书店经销

开本 880×1230 1/32 印张 5.25 字数 110 千字

2020 年 8 月第 1 版 2020 年 8 月第 1 次印刷

书号 ISBN 978 - 7 - 5132 - 6226 - 2

定价 49.00 元

网址 www.cptcm.com

社 长 热 线 010 - 64405720

购 书 热 线 010 - 89535836

维 权 打 假 010 - 64405753

微信服务号 zgzyycbs

微商城网址 https://kdt.im/LIdUGr

官 方 微 博 http://e.weibo.com/cptcm

天猫旗舰店网址 https://zgzyycbs.tmall.com

如有印装质量问题请与本社出版部联系（010 - 64405510）

深研岐黄　妙手仁心　造福芸芸众生

耕耘杏苑　春风化雨　栽培莘莘学子

为《陈美华名老中医学术经验集》题

杜建

美溢橋井
华誊杏林

杨兆渊

序 一

　　医家经验集，传递医学经验，承载医理精华，更折射出医德人品，为后世杏林学子继承、发扬中医开启门路。

　　今喜闻吾友陈美华之门人子弟，收集整理多年的临床经验及手稿，编撰成《陈美华名老中医学术经验集萃》，为之作序，甚是荣幸。我与陈美华教授是多年好友，也曾多次一起讨论学术思想。陈老精通经典，旁及诸家，论医见解独到，颇多妙谛；临床辨证明晰，理法俱备，用药轻灵，疗效卓著；且为人坦诚，秉性豪爽。古云："心乱者百病生。"本书将陈美华教授在行医生涯中治疗心系病证的经验汇集成册，并加按语，详做分析，将长期实践经验之结晶奉于读者和医界，诚是可贵。书中所载，多为成功之经验，实事求是，不夸不隐，总结心得，自鉴亦鉴人也。

　　中医学几千年来之所以历久不衰，深受广大患者的钟爱，最根本的一点在于临床的有效性，故一切工作应围绕提高临床疗效而展开。陈美华教授虽年过七旬，求医者再多也不急不躁，从不敷衍了事，耐心收集四诊资料，辨识病机，寻求有效治法，以解患者危厄之急。对其高尚医德和精湛医术，我深感敬佩。

　　《陈美华名老中医学术经验集萃》开篇"专病论治"阐述了心悸、胸痹心痛、心衰病、眩晕等的专病诊治及临床用药经验，总结研究成果，汇集作者诊疗精华，其中医案论理明晰，用药简练，融汇中西医，其医案、处方、用药均有妙处，值得我们学习借鉴；"临证漫话"中，"中医心病从肝论治""痰瘀同病治疗法则""呆病治疗重在化痰活血"等更是展示了作者别具一格的学术思想；"经典探微"从经典到临证，法从经方，亦采时方，知守善变，兼通诸家，融会贯通，并蓄其长，具有自己独到见解。《陈美华名老中医学术经验集萃》真实记载了陈美华教授从医四十余载的临证精华，是一部非常有价值的中医临诊佳作，可供中医师临床参考，是广大中医工作者宝贵的学习资料。

章太炎先生曾言："中医之成绩，医案最著。欲求前人之经验心得，医案最有线索可寻。循此专研，事半功倍。"中医药学理论博大精深，临床应用变化万千，时至今日，其方其药其技，还在不断地解决患者之病痛，维护大众之健康，望来者研读经典，博览医案，传承古人，取其精华，弃其糟粕，不断优化临床诊疗方案，实现临床医学之目标，为岐黄事业添砖加瓦，以造福人类。

乐为序！

阮诗玮

己亥年孟秋既望

于闽都福州

序 二

　　陈美华教授是福建省著名的心血管病专家、全国第四批老中医药专家学术经验继承工作指导老师，在中医药治疗心血管病的临床实践中有独到的见解。她从事中医临床四十余载，博采众长，潜心研究各种疑难杂症，在心系病证的研究方面达到了较高水平。她积极投身中医药教育事业，循循善诱，诲人不倦，为弘扬岐黄之术培育了一大批中医药人才。

　　挖掘整理名老中医的临床经验，是传承和弘扬中医学的重要举措。《陈美华名老中医学术经验集萃》全面系统反映了陈美华教授长期从医的临床经验和学术专长，涵盖临证思路、遣方用药、病证分析、医案剖解等，条理清晰，层次分明，内容丰富，见解独到，具有很高的学术价值。该书的出版，有利于传承名老中医宝贵的学术经验，促进中医药人才培养，进一步提高中医诊疗水平，推动福建省中医药事业繁荣发展。

　　陈美华教授担任福建中医药大学附属第二人民医院院长期间，我有幸作为副手，与她共事多年。她兢兢业业的工作状态、一丝不苟的科研精神、仁心仁术的医德风范给我留下很深的印象。她的学术思想和临床经验，一定会给广大读者在临床实践中提供有益的帮助。

陈立典

己亥年孟秋

医家简介

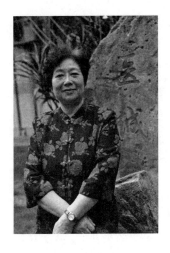

陈美华，女，1944年出生，福建闽侯人。1969年于福建中医学院（现福建中医药大学）医疗专业本科六年制毕业，现任福建省第二人民医院心血管内科主任医师、硕士研究生导师。享受国务院政府特殊津贴。

陈美华教授大学毕业后曾到农村合作医疗站工作，1971年底调入福建省中医药研究院临床研究所，同时被派往协作单位福建协和医院心血管科，开展医疗、教学、科研工作，参与风湿性心脏病、心肌炎、高血压、高脂血症、糖尿病、冠心病等相关多项科研课题协作。于1993年担任福建省中医药研究院副院长兼任福建省中医药研究院国家药品临床研究基地工作委员会副主任、心肺系病研究室主任。1994年兼任福建中医学院附属第二人民医院副院长，1995年至2001年先后任院党委书记、党委书记兼院长、院长兼党委书记。

从1998年至今先后担任福建省第八届、第九届政协委员，福建省科学技术协会委员，中华中医药学会心病分会副主任委员，福建省中西医结合学会副会长，福建省中西医结合学会心血管病分会、福建省中医药学会心病分会主任委员，中华医学会福建省分会老年医学专科学会副主任委员，福建省中医人员高级职称评审委员会委员，福建省医学会医疗事故鉴定专家库成员等职。

2004年，福建中医学院成立了中医传统师承班，陈美华教授被聘为首届指导老师，至今已培养了林俊超、谢保羡、谢胜伟、陈丽青、吴凯钦5位徒弟。2009年，陈美华老中医被聘为全国第四批老中医药专家学术经验继承工作指导老师，指导的徒弟是陈娟、林菊珊两位副主任医师，目前每年都有研究生在跟师。

陈美华教授从事中医内科医疗、教学、科研四十余年，在临床上探讨中医各类心系病证的辨治规律，突出中医辨证施治的特色，体现中医因时、因地、因人制宜的理念。在实践中能熟练地运用中医理、法、方、药进行辨证论治解决中医心病疑难病例，在诊断和治疗方面积累了丰富的临床经验，尤其擅长治疗胸痹心痛、胸闷、眩晕、心悸、心衰、失眠等各类心系病证。经验方"滋肾通脉胶囊"（治疗中老年肾虚高血压），"畅脉乐Ⅰ号""畅脉乐Ⅱ号"（治疗颈动脉粥样硬化并斑块形成），"健心颗粒"（治疗气虚血瘀型慢性心衰），现仍作为院内制剂使用。陈美华教授于1985年始受聘为国家中医药管理局医政司全国胸痹急症协作组福建分组组长，积极开展多项科研课题协作，其中"心痛气雾剂临床与实验研究""心痛口服液临床与实验研究"分别获1987年度、1992年度国家中医药管理局中医药科技进步二等奖。福建中医药大学附属第二人民医院心血管科的中西医结合治疗心力衰竭为省卫生厅重点专病，陈美华教授为学科带头人。曾发表论文四十余篇，参加编写医学论著八部。

作者简介

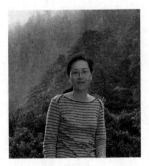

　　严萍，中医内科学硕士，主任医师，硕士生导师，福建省第三批省级优秀中医临床人才。现任福建中医药大学附属第二人民医院心内科副主任、福建中医药大学兼职教授，兼任中华中医药学会心血管病分会委员、中国医师协会中西医结合医师分会第一届心力衰竭专家委员会常务委员、福建中医药学会心病分会主任委员、福建省中医药学会第五届理事会理事、福建省中医药学会科普分会第一届委员会常务委员。

目 录

专病论治

心悸

心悸，是指患者自觉心中悸动，甚则不能自主的一种病证。《黄帝内经》（以下简称《内经》）中就有"心憺憺大动""心惕惕如人将捕之""心如悬若饥状"等对本病的特征进行了描述。西医学的冠状动脉粥样硬化性心脏病、高血压性心脏病、心力衰竭、病毒性心肌炎、甲亢、贫血、自主神经功能紊乱等都可以出现心悸。

一、历史沿革

《素问·痹论》云："风寒湿三气杂至，合而为痹也。……心痹者，脉不通，烦则心下鼓……"指出感受外邪可致心悸。在《内经》中已经认识到心悸不仅"病本于心"，还与其他四脏也有密切的关系。如《灵枢·根结》曰："五十动而不一代者，五脏皆受气；四十动一代者，一脏无气；三十动一代者，二脏无气；二十动一代者，三脏无气；十动一代者，四脏无气；不满十动一代者，五脏无气。"《金匮要略·痰饮咳嗽病脉证并治》谓："水在肾，心下悸。""凡食少饮多，水停心下，甚者则悸，微者短气。"《类经注》："代，更代之义，谓于平脉之中，而忽见耎弱，或乍数乍疏，或断而复起，盖其脏有损则气有所亏，故变易若此，均名为代。"后世有关心悸与五脏相关的理论即源于此。明·楼英《医学纲目》认为惊、悸难以截然分开："惊者，心卒动而不宁也。悸者，心跳动而怕惊也。"清·何梦瑶《医碥·卷之四·杂症》详论惊悸恐三症，其中有"恐亦心之动也。故孟子言不动心，以无惧为训。惊恐常相因，恐则惊矣，惊则恐矣。"

二、病因病机

1. 感受外邪 心肌因血脉而相通，感受风寒湿、温热、疫毒之邪，肺之温热疫毒可乘之而入心，由卫气入营，正所谓"温邪上受，首先犯肺，逆传心包"，耗伤心气心阴则心失所养而致心悸。

2. 惊恐 平素心虚胆怯，突遇惊恐，忤犯心神，心神动摇，不能自主而致心悸。

3. 饮食劳倦 饮食不节，劳倦太过伤脾，忧思不解可致心气郁结，阴血暗耗，不能养心；脾虚升清降浊失常，痰湿内生，日久郁热生火，痰火扰心，心神失宁。

4. 久病年老 久病失养、耗伤心之气阴，年老肾气虚弱，久病易及肾，气血阴阳亏乏，脏腑功能失调，致心神失养。

心悸的发病，其病位在心，但涉及脾、肝、肾等诸脏。其病性以本虚标实为主，虚指五脏气、血、阴、阳的亏虚，实则多指痰饮、血瘀为患。陈美华教授认为心悸的病机虽变化多端，然总不离四脏，尤其是脾、肝、肾。因此临床上论治心悸时，倡导"不离于心，不止于心"，《景岳全书》所述"此心肝脾肾之气，名虽有异，而治有不可离者。凡治怔忡惊恐者，虽有心、脾、肝、肾之分，然阳绕乎阴，心本乎肾，所以上不宁者，未有不由乎下，心气虚者，未有不因乎精"有异曲同工之妙。

脾为后天之本、气血生化之源，津液输布之枢纽，脾与心有密切的联系。心在五行属火，脾属土，心与脾是母子相生关系，脾的运化有赖于心阳的温运，而心主血脉，则赖于脾的滋生。《素问·经脉别论》曰："食气入胃，浊气归心，淫精于脉。"脾胃升降如常，则水谷之精上可奉养心气，下可滋补真阴，充肾阳，上下交通，协调既济。脾胃失调，一则使心之气血失和，宗气匮乏，运血无力和心血亏虚，血不养心，心脉不利；二则使水液代谢失调，痰浊内生，痹阻心脉，或遏制胸阳，痰浊犯心，扰乱心神，而致心悸。故陈美华教授在临床治疗心悸中重视兼顾脾胃之本，在诊病时，重视舌诊，问其饮食，以察脾胃之强弱，用药时佐以理气健脾化湿之品以顾护脾胃之气。

肝主藏血，是贮藏血液、调节血量的重要脏器；心主行血，为一身血液运行的枢纽。两者相互配合，共同维持血液的正常运行。心藏神，主宰精神、意识、思维及情志活动；肝主疏泄，调畅气机，维护精神情志的舒畅。心肝两脏，相互为用，共同维持正常的精神情志活动。如《素问·灵兰秘典论》谓："肝者，将军之官，谋虑出焉。"《血证论》曰："肝属木，木气冲和调达，不致遏郁，则血脉得畅。"心、肝两脏在生理功能上相互联系，病理上相互影响。故若情志不遂，肝失调达，气机阻滞，易致气郁、气滞。"气为血之帅"，心血的运行赖气的推动、温煦，气行不利，血行不畅，则出现心悸。其病机主要包括以下三个方面：

1. 肝郁血虚，心失所养 心主血，肝藏血，主疏泄，调节血量。心肝之间存在着母子相生的关系，心肝相互协调，则肝有所藏，心有所主，脉道充盈，气血运行有序，机体功能正常。若情志不遂，气机郁滞，则肝失其条达之性，肝气有余，肝血不足，母不生子，心脉空虚，血运失常，则不能养心。即所谓的"肝气通则心气和，肝气滞则心气乏"。

2. 肝郁血滞，心脉痹阻 《医碥·肝脏论》曰："肝者，凝血之本。"肝失疏泄，则肝郁血滞，脉道不利，心络为瘀血滞涩，痹阻不通。

3. 肝郁化火，痰火扰心 心属火，肝属木，心肝之间为母子关系。母病及子，若郁怒忧思伤肝，肝失疏泄，肝气郁结，郁而化火，灼津凝痰，痰火扰心。

肾为先天之本，水火之宅，阴阳之根，元阴元阳所寄之处。五脏六腑之阴阳均有赖肾阴、肾阳的资助和生发。心为火脏，居于上而属阳，以降为顺；肾为水脏，居于下而属阴，以升为和。若心肾不交，阴阳水火既济失调，心火偏亢于上则可造成心悸。肾精亏虚，则心血不充，心脉失养；肾阳不足，心阳亦弱，鼓动无力，均可发心悸。

三、辨证要点

陈美华教授在心悸的辨证论治上首先强调辨病，使辨病与辨证相结合，方能执其机要，有的放矢，临床时才能取得较好的治疗效果。

1. **冠状动脉粥样硬化性心脏病之心悸** 多因嗜食肥甘膏粱之品、好逸恶劳，以致痰浊、瘀血阻滞心脉，心络失养。临床上常伴有胸闷、胸痛、头晕头痛等症。

2. **病毒性心肌炎之心悸** 多由邪毒外侵，内舍于心，常呈气阴两虚，瘀阻络脉证，常伴有发热、咽痛、鼻塞、肌肉酸痛、神疲乏力等症，治疗不可忽视病毒这一"疠气"。

3. **高血压性心脏病之心悸** 多因长期劳累、精神因素以及过嗜膏粱厚味，引起肝阳上亢，阳亢化火或肝气郁结，络脉痹阻或肝肾阴虚，水不涵木，阴虚阳亢。常为肝病及心，伴有眩晕、耳鸣、肢颤等症。

4. **风湿性心脏病之心悸** 多因外感病邪，侵入人体，留而不去，或反复侵袭，损伤心脏，痹阻心脉所致，即《素问·痹论》所谓"脉痹不已，复感于邪，内舍于心"。本病常伴有发热、胸闷、气促、关节酸痛之症。

5. **肺源性心脏病之心悸** 多由肺病及心，肺系疾患长期未得到根治，反复发作，以致运化失司，脾肾阳虚，水饮内停，上逆凌心射肺，病机为痰浊水饮瘀血为标，心肺脾肾亏损为本。

6. **甲状腺功能亢进性心脏病之心悸** 多因七情内伤，肝气郁结，气滞痰凝，血脉瘀阻，痰瘀搏结，郁久化火，灼伤心阴所致，常伴有急躁易怒、心烦手抖、消谷善饥、便溏等症。

四、治疗原则

在治疗上多以补肾益气、化瘀祛痰之法贯彻始终，强调益气活血祛痰的重要性。

五、辨证论治

1. 痰瘀互结证

主症：心悸怔忡，胸闷痛，形体肥胖，痰多气短，伴有倦怠乏力，纳呆便溏，口黏，恶心，咳吐痰涎。舌质淡紫或紫暗，苔白腻，脉弦滑或结代。

治法：化痰泄浊，活血化瘀。

方药：邓氏温胆汤加味。

丹参12g，党参15g，制半夏10g，茯苓12g，竹茹10g，枳壳6g，陈皮6g，炙甘草6g，桃仁6g，红花6g，生地黄12g，川芎10g，当归6g，赤芍15g，延胡索10g，延胡索6g，甘松6g，苍术12g。

2. 气阴两虚证

主症：心悸，气短，体倦乏力，少寐多梦，心烦，自汗盗汗，口干。舌质红少苔，脉细数无力。

治法：益气养阴，安神定悸。

方药：炙甘草汤加减。

炙甘草10g，桂枝9g，麦冬15g，五味子9g，生地黄15g，生龙骨、生牡蛎各24g，炒枣仁15g，枸杞子15g，珍珠母24g，苦参9g，丹参15g。

3. 心肾阳虚证

主症：心悸，怔忡，胸闷气短，面色苍白，头晕乏力，自汗或盗汗。舌质淡红或嫩红，舌苔薄白，脉结代。

治法：滋阴补血，通阳复脉。

方药：附子桂枝汤加减。

肉桂 8g，附子 6g，熟地黄 15g，阿胶 9g，麦冬 15g，菟丝子 12g，仙鹤草 15g，火麻仁 9g，黄精 15g，山茱萸 12g，薤白 9g，郁金 12g。

4. 气滞血瘀证

主症：心悸、胸闷、胸痛阵发性发作，痛无定处，时欲太息，遇情志不遂时容易诱发或加重，或兼有脘胀闷，得嗳气或矢气则舒。苔薄或薄腻，脉细弦。

治法：活血祛瘀，理气通脉。

方药：血府逐瘀汤加减。

柴胡 6g，当归 6g，生地黄 12g，牛膝 15g，桔梗 10g，赤芍 12g，桃仁 6g，红花 6g，川芎 6g，枳壳 6g，酸枣仁 15g，鸡血藤 15g，丹参 15g。

5. 痰火扰心证

主症：心悸，呕恶，口苦尿赤，痰多气短。舌暗红，苔黄腻，脉滑数。

治法：清热化痰，宁心定悸。

方药：黄连温胆汤加味。

黄连 3g，半夏 9g，陈皮 6g，茯苓 15g，枳实 6g，竹茹 9g，牡丹皮 15g，郁金 9g，远志 15g，石菖蒲 9g，焦山楂 9g，全瓜蒌 15g，胆南星 6g。

6. 气虚血瘀证

主症：心悸气促，动则加重，少气懒言，疲乏无力，胸闷胸痛。

舌淡暗，边有齿痕，苔薄白，脉沉细。

功效：益气活血，宁心整律。

方药：定悸汤加减。

黄芪15g，生晒参10g，丹参15g，苦参9g，合欢皮15g，麦冬15g，黄精15g，葛根9g，防己9g，炙黄芪20g，桂枝6g，当归6g，薤白10g，三七粉3g，琥珀粉3g。

定悸汤为陈美华教授经验方，方中黄芪、生晒参补心肺之气，丹参活血养血，三者共奏益气活血、补心整脉之功以治本；配合苦参具较好的抗心律失常作用，葛根、防己可增加冠状动脉血流量。

六、临证备要

1. 病毒性心肌炎 陈美华教授依据病毒性心肌炎的临床特点将其归为"温热病""心悸""怔忡""胸痹"等范畴。本病急性初起之期，多见温热疫毒外侵袭肺，心肌因血脉而相通，肺之温热疫毒可乘之而入心，由卫气入营，正所谓"温邪上受，首先犯肺，逆传心包"。其发病的急性期以肺卫热盛、内扰心营为主要病机。临床表现多见发热、咽痛、口干、咳嗽痰黄、心悸、胸闷憋气、五心烦热或少寐，或便干、尿赤，舌红苔黄、脉细数或弦数。陈美华教授针对病毒性心肌炎急性期的病因病机，主张治疗上宜重用清热、凉营、解毒之品，及时祛邪解毒，遏制热毒对心脏的损害，控制炎症扩散。同时，陈美华教授还认为温热病邪最易灼津伤阴，故主张宜兼护心脏阴津之耗损，在选方上常常应用银翘散合玉女煎化裁。常用金银花、连翘、板蓝根、苦参、芦根、知母、沙参、生地黄、麦冬、桔梗、杏仁、玄参、莲子心、丹参等药物。对反复感冒者，宜加蒲公英、鱼腥草、败酱草、大青叶；痰热较盛者，酌加竹茹、川贝母、黄连、茵陈；心营热盛，宜加牡丹皮、赤芍；气阴两伤者，可加生脉散；胸闷疼痛者，酌加枳壳、郁金、瓜蒌皮、延胡索、三七粉；心悸甚者，酌加炒枣仁、柏子仁、珍珠母、生龙骨、生牡蛎。此外，尚有部分患者，非由肺传心，而以脾胃湿热症状显著，由脾胃传心者，临床上见心悸、胸闷、恶心、呕吐、纳呆、胃脘胀满、便溏、苔黄腻、脉滑数或濡数等症状。对此类患者主张治疗上清化湿热、凉营解毒，常常应用黄连温胆汤合菖蒲郁金汤化裁，药用黄连、瓜蒌、陈皮、竹茹、枳实、菖蒲、郁金、川贝母、半夏、云苓、丹参、赤芍、牡丹皮、大腹皮、茵陈、黄芩等。也有起病即以心肾阳衰为突出者，治疗宜温补心肾阳气为主，必要时采用西医学手段抢救患者。病毒性心肌炎恢复期，因邪毒羁留于心，故心病诸症仍在。临床表现为心悸、怔忡、气短、乏力、胸闷不适、胸前区疼痛或刺痛、心烦、少寐、口干、手足心热或低热、舌红少苔或薄黄、脉细数或结代等。本期病机特点为心脏气阴两虚，兼有痰瘀阻滞。心之气阴不足成为加重心肌病变的主要原因，治疗要注重益气养阴与化痰祛瘀。方用补心丹加减，药用太子参、黄芪、五味子、沙参、麦冬、生地黄、炙甘草、茯苓、远志、桔梗、炒枣仁、柏子仁、生龙骨、生牡蛎、白术、瓜蒌、薤白、丹参、川芎、红花等。若低热不退，酌加白薇、茵陈、青蒿；痰热加竹茹、川贝母、天竺黄；反复感冒、咽痛隐隐，加金银花、连翘、玄参、生甘草；阴虚火旺，酌加龟甲、知母、黄柏；兼有他脏阴伤者，宜兼补他脏阴津。总之，此期治疗是促使病变痊愈的关键一步。治疗充分、得当，可使心肌的炎症性病变得到抑制，损害的心肌得到修复，病变痊愈。若治疗失当，则会演变成慢性心肌炎或心肌病。此期往往后遗严重的心律失常、心包炎、心力衰竭，甚至发生心源性休克或猝死。其病机由气阴两虚发展为阴阳两虚，或阳气暴脱。治疗要时时顾护心肾阳气，以防"厥""脱"。若阴阳两虚，以心律失常为突出者，方用炙甘草汤加减，药用炙甘草、桂枝、麦冬、五味子、生地黄、浮小麦、生龙骨、生牡蛎、炒枣仁、枸杞子、珍珠母、苦参、丹参等。心肾阳虚，水气上凌心肺者，方用真武汤合葶苈大枣汤化裁。若心肾阳脱，急用参附龙牡汤回阳救逆。

陈美华教授根据其多年的临床经验，指出护理工作对于病毒性心肌炎恢复期及后遗症期的患者来说很重要。在护理上要注意：①要避免剧烈活动，注意劳逸结合。疲劳能引起尚未恢复的病变的心肌进一步损伤，使疾病加重，甚至突然死亡。②要寒温适宜，积极预防感冒。本病与外邪侵袭有直接关系，常因反复感冒而加重心肌损害程度。即使在恢复期，反复感冒伤津，亦为加重心肌病变的主要原因。③饮食宜清淡、禁忌烟酒。烟酒、辛辣之味，易助火伤阴；油腻厚味之品，易留湿生痰，对于湿热困阻脾胃的患者，尤宜忌之。④调畅情志，避免精神刺激，以免加剧患者对病毒的易感性和心肌的损害。总之，陈美华教授认为护理正确，可加快病情趋向痊愈，减少并发症产生，如果护理不当，可延误或加重病情，甚至危及生命。

2. **风湿性心脏病**　是由急性风湿性心脏炎过后遗留轻重不等的

瓣膜病变，尤以二尖瓣、主动脉瓣多见，其病理变化为心脏瓣膜的粘连、增厚、变硬、畸形，以狭窄或（和）关闭不全为主要表现，造成血流动力学异常。临床表现随累及瓣膜的不同及病理改变的不同而异，可出现程度不一的左心、右心及全心的充血性心力衰竭，心律失常，肺淤血等。近年来本病的发病率虽较前下降，但在心脏病住院病例中仍占有很大比例，是必须积极防治的疾病。

陈美华教授认为风湿性心脏病当归属于中医学"心悸""心痹""水肿""喘证"等范畴。本病系风寒湿邪侵入经脉，致脉道不利所致，其主要病机是心脉瘀阻。审证时，须辨明主次，标本兼治。①凡风心病之心悸，首先须明辨阳虚、阴虚，或阴阳两虚。偏阳虚，当补而兼温；偏阴虚，当补而兼清。同时，均参用通脉之品，阳虚通脉选用桂枝、鹿角霜等，阴虚通脉重用柏子仁、麦冬、玉竹等，炙甘草补中兼通，无论阴虚、阳虚均宜重用。阳虚，方选参附汤合桂枝加龙牡汤；阴虚，方选生脉散加味；阴阳两虚，宜炙甘草汤化裁。②凡风心病之喘逆喘促，系心体伤残，正气虚损之故，必须治以益气通脉，参用宣通肺络、泄化痰瘀之品，如杏仁、人参、桃仁、桑白皮等。③风心病之咯血，系因气虚不能帅血归纳，瘀阻而新血难守所致，虚实夹杂，难治。不可见血止血，妄用收涩。宜益气固本，消瘀宁络，可予参苏饮加减。④风心病之水肿，系因心阳不足，心血瘀阻所致，治宜温阳益气、活血利水，可选用桂甘姜枣麻辛附子汤加知母。若心肾阳虚，宜济生肾气丸，加用葶苈子，食后服用；若气阴两虚，以玉竹为宜。⑤风心病之痹痛，须从心体残损，心脉不通出发，区别阴阳偏颇，病邪寒热，采用养营温阳通脉，兼祛湿治之。凡阴伤风湿逗留者，可选防己地黄汤为主方加减，运用地黄、防风、桂枝、甘草、防己、虎杖、地龙、桑枝等，其中地黄、虎杖可以重用。属阳虚风湿相搏者，可选用黄芪桂枝五物汤加附子、淫羊藿、桃仁、红花、桑寄生等。⑥风心病合并心衰，辨证属心脾阳虚、水气上逆之本虚标实证，依急则治标、缓则治本的原则，先用苓桂术甘汤温阳利水，后加人参、枣仁以补气养血，药用茯苓、桂枝、白术、炙甘草、熟附子、车前子、人参、炒枣仁。治疗风心病合并心律不齐，证属气血不足、心阴阳俱损之心悸，因阳虚不能宣通脉气、阴虚不能荣养心血所致，选炙甘草汤以通阳复脉、滋阴养血。

3. 心血管神经症 又称心脏神经官能症，是由于神经功能失调引起的心血管功能紊乱的综合征，一般无器质性心脏病证据。多见于青年、中年女性，尤其是更年期妇女。常见的症状有心悸，胸前区疼痛，胸闷气短，呼吸困难，头晕，失眠多梦，手足发冷多汗及消化系统功能不适等自主神经功能紊乱症状，病情重者可严重影响生活与工作。中医学认为情志失调是心血管神经症的主要致病因素。心主神志，肝主疏泄，共同调节人体的精神情志活动，两者均与精神情志活动有关。肝者，心之母也，肝的功能失常，心的功能受损，两者相互滋生、相互制约。总之，七情之病多责之于肝，故本病的病位虽在心，但与肝的功能失常密切相关。其病机主要包括以下3个方面：①肝郁血虚，心失所养。心主血，肝藏血，主疏泄，调畅气机。若肝气郁滞，肝失条达之性，肝气有余，肝血不足，母不生子，则心脉空虚，心失所养。②肝郁血滞，心脉痹阻。肝失疏泄则肝郁血滞，脉道不利，心络为瘀血滞涩，痹阻不通，心失所养。③肝郁化火，痰火扰心，心神不宁。从六经来看，足厥阴肝经与足少阳胆经相互络属于肝与胆，相为表里。其循行分布上至颠顶，下至足底，与胃相连，与督、任、冲诸经脉相连，联于目、舌、唇、少腹、前阴等部位。临床上心血管神经症常以心烦失眠、眩晕、头疼、喜太息、多梦等神经系统功能紊乱的症状为主，时常兼夹心血管系统自主神经功能紊乱等临床表现。这与肝经循行分布范围广泛及其生理功能及生理特性密切相关。总之，陈美华教授认为肝的功能失常是心血管神经症的致病之本，故治疗重在疏肝解郁、养心安神。临床上，陈美华教授常以柴胡疏肝散合金铃子散化裁治疗本病。基本处方如下：柴胡12g，郁金9g，川芎6g，枳壳9g，青皮9g，白芍15g，当归12g，川楝子6g，延胡索9g，丹参15g，泽兰12g，炒枣仁20g，甘草3g。以柴胡疏肝散疏肝理气为主，佐以金铃子散疏肝泄热，活血止痛，则气机得畅，肝复条达，可使患者返"阴平阳秘"之质。故应用中医中药辨治本病可调整机体阴阳平衡，改善症状，同时还应重视心理治疗，使患者解除思想顾虑，树立战胜疾病的信心。

4. 病态窦房结综合征 是由于窦房结或其周围组织的器质性病变，导致了窦房结起搏功能和（或）传导功能障碍，从而产生多种心律失常和临床症状，甚至发生晕厥、猝死的一种严重疾病。本病常在中老年人中多见，但任何年龄均可发病。本病属于中医"心悸""眩晕""胸痹"等范畴。

陈美华教授认为病态窦房结综合征的中医病因病机主要在于气

虚、阳虚，尤其以心肾阳虚为主，临证时多以"温阳益气"为治疗大法，并根据临床所兼见，或辅以养阳，或辅以活血，或佐以化痰等，往往可取得较好疗效。临床上治疗本病多用附子、肉桂、桂枝、干姜、吴茱萸等药以温阳；党参（或人参）、黄芪、白术、太子参、甘草等药以益气；补骨脂、仙茅、淫羊藿、肉苁蓉、巴戟天等药以补肾。在应用温阳益气大法的同时，也不应忽视辨证论治的重要性，辨证的关键是辨清心、脾、肾三脏之气、阳虚衰之不同，遣方用药更具针对性，这样中药对病态窦房结综合征的治疗才会发挥最佳疗效。另外，在治疗病态窦房结综合征的时候多用温阳类药物，而温补药长期大量服用易出现心慌、血压升高、少汗、口干等反应，附子、细辛等过量还会引起毒性反应，故在配伍中需要适当加入滋阴清润之品，一方面克制参附之滋补太过，另一方面又寓"善补阳者必于阴中求阳，阳得阴助而生化无穷"之义。在服药剂量上应该从小剂量开始，逐渐增加，以防止引起毒性反应，再者因患者阳气素虚，若用药急骤，恐难受补，反伤阴液。且本病病机复杂，病程缠绵，治疗难以速效，故患者需要长期服药。即使短时间内患者症状改善，心率提高，也不可停药，仍需要坚持服药数月以上，方能巩固疗效，防止病情反复。陈美华教授认为本病虽以心阳虚、心气虚为主要表现，但考虑本病多为老年人所患，老年人肾气虚弱，加之病程漫长，久病易及肾，故肾气、肾阳之虚衰可能是本病更深层次的病理机制或病机转归。所以陈美华教授强调治疗本病应用温补心阳的同时，当注意心肾同治，因为心得肾阳之温煦、肾阴之滋养，自当恢复心气之充沛，这是治疗本病时不可忽视的重要方面。

总之，临床上应用中医中药治疗病态窦房结综合征重视益气温阳，在辨治中又要注意处理好气血同源、阴阳互根及因虚致实的关系。尤其对于重症患者，更应抓住心肾阳衰、阴阳两亏的病变本质，同时注意对兼夹症的治疗，兼顾活血、化痰等，方能充分发挥中医药特色，收到满意疗效。

七、验案举隅

案 1

郑某，男，72 岁，2011 年 4 月 12 日初诊。

患者自诉反复心悸气短 1 年余。心电图检查提示：心房纤颤。曾在外院住院 2 个月，先后用过普罗帕酮、美托洛尔及博苏等治疗，心悸心慌不能完全控制，停药后症状反而加重，遂转中医药治疗。刻下：心悸频作，伴气短肢冷，胸闷不舒，倦怠乏力，面色无华，纳少，失眠多梦，时有胸痛隐隐，大便偏干。舌淡苔薄白，脉弦细结代。

辨证：阴阳两虚，气血不足，心脉失养。

治法：补气养阴，通阳复脉。

处方：炙甘草汤加减。

炙甘草 9g，生地黄 35g，桂枝 10g，白芍 15g，阿胶 15g，火麻仁 12g，瓜蒌 30g，生晒参 12g，黄连 4g，干姜 6g，麦冬 15g，五味子 12g。

7 剂，水煎服。加白酒适量，浓煎，每日 1 剂，分三次温服。

二诊：患者自觉心悸气短大减。故效不更方，续服 7 剂。

三诊：上述症状明显改善，已无明显心悸胸闷，纳可便调。继以前法调理两月，心悸未再发作。

【按】本例患者心悸证属心之阴阳气血俱虚，尤以气虚为明显。心之阴阳气血亏虚，阴虚不能荣养心血，阳虚无力鼓动心脉，则见心动悸、脉结代之症。据此，陈美华教授给予燮理阴阳之方——炙甘草汤，调和阴阳、复脉定悸。方中重用生地黄滋阴养血；炙甘草、生晒参益心气、补脾气，以资气血生化之源；阿胶、麦冬、火麻仁滋心阴，充血脉；桂枝、干姜辛行温通，通血脉，诸厚味滋腻得姜、桂则滋而不腻。诸药合用，滋而不腻，温而不燥，使气血充足，阴阳调和，则心动悸、脉结代皆得其平。本方有七分阴药，三分阳药，阴药为体，阳药为用。生地黄至少当用 18g，桂枝至少 5g，方有效力。

案 2

陈某，女，23 岁，职工。2010 年 10 月 25 日初诊。

心悸气短一月余，伴失眠多梦，烦躁易惊，咽喉部有异物感，心前区阵发性刺痛，胸胁部胀满明显，每于紧张时加重，活动后反而减轻。除心电图检查有窦性心动过速外，各种检查均无异常。舌微暗红，苔薄微黄，脉弦涩微数。

辨证：肝郁血瘀，心脉瘀阻。

治法：疏肝理气，活血化瘀。

处方：柴胡疏肝散合金铃子散加减。

柴胡 12g，郁金 9g，川芎 6g，枳壳 8g，青皮 8g，白芍 15g，当归 12g，川楝子 6g，延胡索 8g，丹参 15g，泽兰 12g，蜜枣仁 20g，甘草 3g。

6 剂，水煎服。日 1 剂，分两次温服。

二诊：心悸气短、失眠、胸痛减轻，舌淡暗，苔薄微黄，脉微弦数，余症同前。上方去川楝子、延胡索、泽兰，加炒栀子 9g，龙胆草 12g，继服 6 剂。

三诊：余症消失，唯夜梦仍多，时心烦，舌淡红苔薄白，脉微弦。守上方继服 7 剂以巩固疗效。

【按】本例患者因肝郁气滞，心脉瘀阻，心脉失养，故见心悸、心前区疼痛，舌暗红，脉涩；肝失疏泄，气机不畅，故见气短、咽喉部有异物感、胸胁部胀满不舒；肝郁气滞，日久化火，扰乱心神，症见失眠、烦躁易惊、苔微黄。本证多因患者平素情志失调，气机不畅，肝失疏泄，久则气滞血瘀。治当从肝入手，故以柴胡疏肝散疏肝理气，佐以金铃子散疏肝泄热，活血止痛，则气机得畅，肝复条达，"阴平阳秘"之质得复。运用中医中药辨治本病，可以调整机能，改善症状。同时也应注意到本病往往是以情志刺激为先。

案 3

陈某，女，51 岁，公务员。2010 年 7 月 15 日初诊。

患者停经半年，血压波动明显，心烦不寐，时觉心悸怔忡，头晕耳鸣，时盗汗，面部烘热，傍晚、深夜尤甚，口干溲赤。舌红中有裂纹，苔少，脉细数。

辨证：肾阴不足，心火亢盛。

治法：滋水降火，交通心肾。

处方：天王补心丹、二至丸合酸枣仁汤化裁。

酸枣仁 20g，生地黄 15g，女贞子 15g，麦冬 15g，墨旱莲 15g，当归 8g，远志 9g，茯苓 15g，浮小麦 30g，黄芪 8g，防风 6g，甘草 3g，龙齿 15g（先煎）。

7 剂，水煎服，日 1 剂，分两次温服。

二诊： 药后症状明显减轻，但仍觉时心烦、盗汗、头晕，守原方 7 剂以资巩固。

【按】 心主火在上，肾主水在下，正常情况下，心火下降，肾水上升，水火既济，得以维持人体水火、阴阳之平衡。若肾水亏于下，心火炎于上，水不得上济，火亦不能下降，则水火失济，心肾不能交通。本病肾水亏损，不能上济于心以致心阳浮越，故见心悸怔忡、心烦不寐、面部烘热；心火上炎，移热于小肠，故舌红溲赤；汗为心液，心阴虚不能敛心阳，故盗汗；舌红中裂痕，苔少，脉细数为阴虚火旺之征。

案 4

黄某，女，74 岁，以"反复发作性心悸，再发半小时"为主诉收住入院。刻下：心悸，胸闷，乏力，纳可，寐欠安，二便自调。舌淡暗，苔薄白，脉细弱。心电图：阵发性室上性心动过速，心率：118 次/分。

辨证： 气虚血瘀。

治法： 益气活血，养心安神。

处方： 定悸汤加减。

黄芪 25g，丹参 15g，苦参片 15g，生晒参 10g，葛根 15g，防己 15g，龙骨 15g，牡蛎 15g，甘草 3g。

7剂，水煎服，日1剂，分两次温服。

二诊：服7剂后主要症状显著改善，心率降至92次/分。守上方去苦参，加大丹参用量至20g，继服7剂巩固疗效。

【按】方中黄芪、生晒参补心肺之气，丹参活血养血，三者共奏益气活血、补心整脉以治本之功。苦参具有较好的抗心律失常作用，葛根、防己可以增加冠状动脉血流量。本方适用于气虚血瘀型快速心律失常，有心悸气促、动则加重、少气懒言、疲乏无力等心肺气虚见症，或兼胸闷胸痛。本方具有较好的抗心律失常功效，对气虚血瘀型的快速心律失常疗效显著，而非气虚血瘀型的疗效稍减，尤其对室上性心律失常尤优，所以应重视辨证论治。

案5

王某，男，68岁，以"反复心悸10年，再发3天"为主诉收住入院。刻下：心悸，气短，胸闷憋气，夜间时有憋醒，无口干，纳可，小便次数多，量少，夜寐欠安。舌红苔少，脉细。心电图：心房颤动。心率：75次/分。

辨证：心阴不足。

治法：滋养心阴。

处方：生脉饮加减。

生晒参15g，麦冬15g，五味子6g，川芎10g，赤芍10g，丹参10g，山萸肉15g，枸杞子15g，茯神15g，女贞子15g，旱莲草15g，瞿麦10g，萹蓄10g，车前草15g，甘草3g。

7剂，水煎服，日1剂，分两次温服。

【按】临床上常见房颤者，多是"病久入络"，痰瘀胶结，脉来结代，已成痼疾，中医治之也难取效。本例方以生脉饮加甘草益气，川芎、赤芍、丹参活血，加女贞子、旱莲草等滋阴。《伤寒论·辨太阳病脉证并治中第六》云："若脉浮，小便不利，微热消渴者，五苓散主之。"小便出现问题皆是浊水内停，故予瞿麦、萹蓄、车前草使小便利，津液通，阴液自生，气化有源，含有以"通"为"补"之义。

案 6

陈某，女，82 岁。有高血压、房性期前收缩病史。刻下：心悸，胸闷，阵发性畏冷，口干喜饮，纳尚可，二便尚可，寐尚可。舌暗红，苔薄白，根部微黄腻，脉细弦。心率：80 次/分，可闻及期前收缩，5~8 次/分。

辨证：心肾阳虚，湿浊内阻夹瘀。

治法：益气温阳，化湿活血，宁心安神。

处方：炒枣仁 15g，黄芪 18g，白术 9g，丹参 12g，仙鹤草 15g，鹿衔草 15g，肉桂 3g，生晒参 12g（另炖），女贞子 15g，墨旱莲 15g，山萸肉 12g，牛膝 12g，天麻 12g，藿香 10g，佩兰 10g，甘草 3g。

7 剂，水煎服，日 1 剂，分两次温服。

【按】《伤寒明理论》云："其气虚者，由阳气内弱，心下空虚，正气内动而悸也。"此案患者心悸，胸闷，阵发性畏冷，舌暗红，苔薄白，根部微黄腻，脉细弦，为心肾阳虚，湿浊内阻夹瘀之象。予黄芪、仙鹤草、生晒参补益心气，加鹿衔草、肉桂温润肾阳；善补阳者必于阴中求阳，故加女贞子、墨旱莲、山萸肉滋阴；病久定有血脉瘀滞之象，加活血化瘀之品丹参、牛膝，加藿香、佩兰芳香醒脾。

案7

李某，女，57 岁。既往有冠心病、心律失常病史 7 年，心悸、胸闷、气短反复发作，此次因劳累而诱发于 2010 年 3 月 15 日就诊。

症见心悸，胸闷，气短，头晕，乏力，口干，纳少，大便偏干，小便自调。舌质偏暗，有瘀斑，苔薄黄，脉细沉。查体：心率 87 次/分，期前收缩 7～8 次/分，血压：125/80mmHg。心电图示：频发室性期前收缩，部分呈二联律。

辨证：气阴两虚，瘀血阻滞。

治法：益气养阴，活血化瘀。

处方：党参 15g，丹参 15g，苦参 30g，黄芪 15g，当归 9g，川芎 9g，地龙 12g，三七粉 3g（冲），郁金 9g，生地黄 9g，炙甘草 12g。

7 剂，水煎服，日 1 剂，分两次温服。

二诊：心悸、头晕较前明显好转，但稍劳后仍觉胸闷、气短，夜寐欠佳。舌质淡暗，苔薄白，脉沉涩。心率 82 次/分，期前收缩 4～5次/分，血压 130/80mmHg。将前方党参加量至 30g，加炒酸枣仁 15g，续进 7 剂。

三诊：心悸、胸闷基本消失，余症亦减，查心电图：窦性心律，偶发室性期前收缩，心率 78 次/分。上方继服 2 周，自觉无明显不适，继以复方丹参滴丸巩固。随访 3 个月病情稳定。

【按】本方以三参汤（党参、丹参、苦参）为基础方，酌情加用黄芪、三七粉、郁金、川芎、当归、地龙等，水煎服，1 剂/天，分两次口服，半个月为 1 个疗程。重用苦参 30～40g，均会获得较满意疗效。根据现代药理和临床研究表明，苦参的主要化学成分中含有6种以上生物碱，其中以苦参碱、氧化苦参碱为主，并含有6种黄酮成分，如苦参啶醇以及苦参醇等，经化学提取苦参醇的浸出物有明显抗心律失常作用，故对各种原因引起的心律失常均有效。丹参能扩张血管，改善微循环，增强心功能，增加心肌耐缺氧能力，同时还具有抗栓与改善血液流变学作用。党参既可改善心功能，又可降低心肌兴奋性，同时还具有增强机体抵抗力，防止因外感而加重心脏负担。三药配合既可直接抑制心律失常，又可改善心功能，且对心脏正常起搏传导系统无影响，不失为治疗器质性心脏病心律失常的一种有效方法。从中医角度分析，党参益气兼有养阴之功效；丹参善通行血脉、活血化瘀，且一味丹参功同四物，活血兼能养血，祛瘀生新，对心脉瘀阻之胸痹心悸有较好疗效。诸药合用，酌情加药如上，共奏益气养阴、活血化瘀之效。

胸痹心痛

胸痹心痛是中医心病科临床常见的多发病，其病程长，日久不愈。常为阵发性发作，临床表现为胸闷憋气，甚则放射至肩背、手指、咽喉，或见两胁胀满疼痛或刺痛，突发突止，伴有心悸、头晕、气短等症。胸痹心痛可见于西医的冠状动脉粥样硬化性心脏病、心肌桥、二尖瓣脱垂、风湿性心脏瓣膜病等。

一、历史沿革

"胸痹"病名最早见于《内经》，对本病的病因、一般症状及真心痛的表现均有记载。《素问·脏气法时论》："心病者，胸中痛，胁支满，胁下痛，膺背肩胛间痛，两臂内痛。"《灵枢·厥病》："真心痛，手足青至节，心痛甚，旦发夕死，夕发旦死。"《金匮要略·胸痹心痛短气病脉证治》认为心痛是胸痹的表现，"胸痹缓急"，即心痛时发时缓为其特点，其病机以阳微阴弦为主，以辛温通阳或温补阳气为治疗大法，代表方剂如瓜蒌薤白半夏汤、瓜蒌薤白白酒汤及人参汤等。后世医家丰富了本病的治法，如元代危亦林《世医得效方》用苏合香丸芳香温通治卒暴心痛。明代王肯堂《证治准绳》明确指出心痛、胸痛、胃脘痛之别，对胸痹心痛的诊断是一大突破，在诸痛门中用失笑散及大剂量红花、桃仁、降香等活血理气止痛治真心痛。

清代陈念祖《时方歌括》用丹参饮活血行气治疗心腹诸痛。清代王清任《医林改错》用血府逐瘀汤活血化瘀通络治胸痹心痛等。

二、病因病机

胸痹心痛与情志失节、饮食失调、年迈体虚等有着密切关系。

1. **情志失节** 随着社会发展，生活节奏加快，人们的精神压力增高，气郁气滞者增多，气滞者易致血行不畅，导致气滞血瘀。忧思伤脾，脾运失健，津液不布，遂聚为痰。郁怒伤肝，肝失疏泄，肝郁气滞，甚则气郁化火，灼津成痰。无论气滞或痰阻，均可使血行失畅，脉络不利，而致气血瘀滞，或痰瘀交阻，胸阳不运，心脉痹阻，不通则痛，而发胸痹心痛。

2. **饮食失调** 物质生活水平提高，人们饮食不节，多喜食肥甘辛辣厚味，导致脾胃损伤，痰湿内蕴，上犯心胸清旷之区，阻遏心阳，胸阳失展，心脉闭阻。

3. 年迈体虚 老年人多虚多瘀。多为气血不足，肝肾阴虚，心肾阳虚，在本虚的基础上导致寒凝、血瘀、气滞、痰浊，而使胸阳失运，心脉阻滞，发生胸痹。

陈美华教授结合多年的临床经验及本地特点，认为胸痹心痛发病多与痰瘀互结有关，如《古今医鉴》中云"心痹痛者，亦有顽痰死血"；《血证论·阴阳水火气血论》云"若水质一停，则气便阻滞……血虚则精竭水结，痰凝不散"，又曰"血积既久，亦能化为痰水"；《丹溪心法》中亦明确指出"痰夹瘀血，遂成窠囊"。我省处于东南之地，气候炎热潮湿，夏季台风盛行，《素问·阴阳应象大论》说"东方生风""南方生热"，风邪夹湿热之气无所不在，人生活在此环境之中，易受邪而得病。湿性重浊，阻滞气机，易致瘀血阻滞，导致痰湿瘀阻。痰、瘀是胸痹心痛演变过程中的病理产物，是疾病表现出来的标实表象，而其本质有虚、实之分。发病因素中内因、外因、不内外因均可致痰、致瘀。

三、辨证要点

1. 辨标本虚实 胸痹心痛属本虚标实之证，辨证首先辨别虚实。

标实者：闷重而痛轻，兼见胸胁胀满，苔薄白，脉弦者，多属气滞；胸部窒闷而痛，形体肥胖伴唾吐痰涎，苔腻，脉弦滑，多属痰浊；胸痛如绞，遇寒则发，或得冷加剧，舌淡苔白，脉细，为寒凝心脉所致；刺痛固定不移，痛有定处，舌紫暗或有瘀斑，脉结代或涩，由心脉瘀滞所致。

本虚者：心胸隐痛而闷，因劳累而发，伴心慌，气短，乏力，舌淡胖，边有齿痕，脉沉细或结代，多属心气不足；若绞痛见胸闷气短，四肢厥冷，畏寒，脉沉细，则为心阳不振；隐痛时作时止，动则多发，伴口干，舌淡红而少苔，脉沉细而数，则属气阴两虚。

2. 辨病情轻重 胸痛发作间隔时间长，疼痛持续时间短暂，瞬息即逝者多轻；胸痛发作间隔时间短，持续时间长，频繁发作者多重；若持续数小时甚至数日不休者常为重症或危候。疼痛遇劳发作，休息或服药后能缓解者为顺证，服药后难以缓解者常为危候。

四、治疗原则

基于本病病机为本虚标实，虚实夹杂，发作期以标实为主，缓解期以本虚为主的特点，其治疗原则是先治其标，后治其本，即先从祛邪入手，然后再予扶正，必要时可根据虚实标本的主次，兼顾同治。论治胸痹心痛的确应该从痰瘀入手，但不可局限于此，温阳、益气、养阴、健脾、补肾、理气、清热等法，应随证加减应用，实为辨病与辨证相结合。因痰瘀互结可损伤阳气、耗伤气阴、阻碍气机、积郁化热、困脾扰肾，辨治当以痰瘀同治入手，各法辅之，辅佐之意，亦在使痰易化、瘀可祛。

五、辨证论治

1. 气虚血瘀证

主症：胸闷心痛，活动则加重，乏力气短，神疲自汗。舌淡而紫，苔薄，脉沉细、结代。

治法：益气活血。

方药：四君子汤合血府逐瘀汤加减。

主要药物：党参、白术、茯苓、当归、生地黄、红花、桃仁、川芎等。

2. 气阴两虚证

主症：胸闷心痛，心悸烦热，口干，手足心热，盗汗，耳鸣腰酸。舌质淡或红，苔少乏津，脉细数或促。

治法：益气养阴。

方药：生脉散加减。

主要药物：党参、麦冬、五味子、石斛、黄精、黄芪、丹参、赤芍等。若兼瘀阻证，则加用血府逐瘀汤。

3. 痰瘀互结证

主症：胸闷如窒而痛，或痛引肩背，气短喘促，痰多，肢体沉重，形体肥胖。舌质暗，舌苔浊腻，脉弦滑。

治法：理气化痰，活血化瘀。

方药：瓜蒌薤白半夏汤合血府逐瘀汤加减。

主要药物：法半夏、薤白、瓜蒌、陈皮、竹茹、枳实、桃仁、红花、川芎等。若兼痰热证，则加黄连、竹茹、茯苓等清热化痰药物。

4. 寒凝血瘀证

主症：胸痛、胸闷较剧，遇寒加重，气短，心悸，面色苍白，形寒肢冷。舌质淡暗，舌苔薄白或白腻，脉沉无力、迟缓或结代。

治法：温阳宣痹，活血化瘀。

方药：当归四逆汤合血府逐瘀汤加减。

主要药物：党参、薤白、瓜蒌、桂枝、细辛、川芎、红花、土鳖虫、檀香、降香、苏合香等。若兼阳虚证，则加桂枝、制附子、淫羊藿等温阳药。

5. 气滞血瘀证

主症：心胸满闷疼痛，如刺如绞，痛有定处，入夜为甚，甚则心痛彻背，背痛彻心，或痛引肩背，时欲太息，可因暴怒等情志不遂、劳累而加重。舌质紫暗，有瘀斑，苔薄，脉弦涩。

治法：疏肝理气，活血通络。

方药：柴胡疏肝散合血府逐瘀汤加减。

主要药物：柴胡、枳壳、香附、陈皮、川芎、赤芍、桃仁、红花、当归、牛膝、生地黄、桔梗、降香、郁金等。

6. 痰浊闭塞证

主症：闷痛痞满，口黏乏味，纳呆脘胀，头重身困，恶心呕吐，痰多体胖。舌红苔腻或黄或白滑，脉滑或数。

治法：祛痰开窍，通络止痛。

方药：瓜蒌薤白半夏汤加减。

主要药物：瓜蒌、薤白、半夏、陈皮、茯苓、枳壳、苏梗、白豆蔻等。

六、临证备要

陈美华教授运用活血化瘀法有行气活血、养血活血、活血化瘀、破血化瘀之不同，常用的药对如下：

（一）行气活血

1. **枳壳配郁金**　一气一血，气血并治，以增行气活血、解郁止痛之效。

2. **檀香配丹参**　一气一血，气血双调，行气活血、通络止痛的功效增强，对于冠心病心绞痛证属气滞血瘀，络脉运行不畅者较有疗效。

3. **枳壳配桔梗**　桔梗开肺气之郁，引苦降枳壳上行于胸（心肺），枳壳降肺气之逆，助桔梗宽胸利膈。二药一升一降，一宣一散，相互制约，相互为用，升降肺气、宣郁祛痰、宽胸利膈、行气消胀散痞之力更著。

（二）养血化瘀

1. **麦冬配茯神**　养心安神、增进睡眠，用于胸痹心痛、心烦失眠者疗效良好。

2. **白芍配熟地黄**　一肝一肾，肝藏血，肾藏精，肝肾同源，相互依赖，相互促进，滋肾养肝、补血养血之力益彰。

3. **白芍配当归**　一散一收，一走一守，相互制约，相互为用，补血而不滞血，行血而不耗血，养血补血，柔肝和血止痛，对于胸痹心痛心肝血虚、血脉不和、心悸心痛诸症往往有良效。

4. **炒枣仁配柏子仁**　二药配伍应用于胸痹心痛、心神不宁、烦躁失眠者，对于内有里热心烦甚者，常常酌加栀子、豆豉，往往收效较好。

（三）活血化瘀

1. **丹参配三七**　二药配伍应用，相互促进，活血化瘀、祛瘀生新、强心通络止痛之力增强。

2. **丹参配葛根**　合用相互促进，活血化瘀、疏通血脉、改善冠状动脉血液循环之力更著。

3. **丹参配牡丹皮**　凉血活血、祛瘀生新、清透邪热之力增强。

4. **当归配川芎**　取长补短，气血兼顾，养血调经、行气活血、散瘀止痛之力增强。

5. **桃仁配红花**　相互促进，活血通经、去瘀生新、消肿止痛的力量增强。

6. **五灵脂配蒲黄**　二药配合，通利血脉、活血散瘀、消肿止痛的力量明显增强。

（四）破血化瘀

1. **乳香配没药**　二药参合，气血兼顾，取效尤捷，共奏宣通脏腑、流通经络、活血祛瘀、消肿止痛、敛疮生肌之功。

2. **三棱配莪术**　二药同样气血双施，活血化瘀、行气止痛、化积消块之力彰显。

七、验案举隅

案1

翁某，男，82岁。以"反复胸闷痛5年，再发伴头晕2天"为主诉，门诊拟"中医：胸痹心痛病；西医：冠状动脉粥样硬化性心脏病"于2011年7月7日收住入院。既往史：否认糖尿病、肾病病史。辅助检查：生化全套：总胆固醇4.07mmol/L，低密度脂蛋白2.68mmol/L，甘油三酯0.69mmol/L，钾4.49mmol/L。血液流变学：血黏度增高。TCD：右侧颈内动脉内膜增厚样频谱。心电图：窦性心律，ST-T改变。刻下：胸闷痛，活动时尤甚，头晕，左上肢麻木、乏力，咳痰，痰白不易咳出，纳差，夜寐一般、易醒，二便调。舌红，舌下脉络纡曲，苔黄稍厚腻、微浊，脉弦滑。

辨证：痰瘀互结证。

治法：活血化瘀，化痰祛湿。

处方：瓜蒌皮15g，薤白12g，法半夏9g，郁金9g，白术9g，杏仁9g，陈皮6g，丹参15g，牛膝12g，薏苡仁18g，茯苓15g，鸡内金10g，佩兰9g，甘草3g。

7剂，水煎服，日1剂。

二诊：患者自觉胸闷痛大减。效不更方，续服7剂。

三诊：上述症状明显改善，已无明显胸闷，纳可便调。继以前法调理两月，胸闷痛明显好转。

【按】患者年过八旬，脾胃亏虚，痰湿内生，瘀血内阻，心失所养故胸闷痛；脾虚气血生化不足，故乏力、活动时尤甚；痰瘀互结清窍失养故头晕，左上肢麻木；脾虚故纳差，脾虚气血不足故易醒，痰湿犯肺故咳痰，痰白不易咳出；舌红，舌下脉络纡曲，苔黄稍厚腻、微浊，脉弦滑为痰瘀互结之征。方拟瓜蒌薤白半夏汤加减治疗，以瓜蒌皮、薤白、法半夏、陈皮、茯苓健脾化湿，鸡内金健脾和胃，脾胃健则痰湿可化，郁金、丹参、牛膝活血化瘀，白术、杏仁、薏苡仁、佩兰祛痰化湿。

案 2

苏某，男性，76 岁，以"反复胸闷 20 年，再发 1 天"为主诉于2011 年 6 月 17 日收住入院。查体：神清。血压 160/80mmHg。心率：58 次/分，律齐，$A_2 > P_2$。双下肢无浮肿。双下肢肌力 4 级，四肢肌张力正常，双侧膝腱反射对称，双巴氏征阴性。辅助检查：心电图：①窦性心动过缓；②左室肥大；③ST－T 改变。颅脑 MRI：双侧基底节及放射冠区多发腔隙性脑梗死；脑萎缩；脑白质变性。心脏彩超（LVEF：55%），主动脉硬化，主动脉瓣反流（＋），室间隔及左室前壁增厚，左室舒张功能减弱。刻下：胸闷不适，呈堵塞感，口干苦乏味，纳少。舌暗，苔黄腻，脉弦滑。

辨证：痰瘀互结夹湿热。

治法：祛湿化痰，清热活血。

处方：瓜蒌皮 15g，薤白 15g，法半夏 9g，竹茹 15g，枳壳 6g，茯苓 15g，天麻 15g，白术 9g，郁金 9g，丹参 15g，牛膝 15g，太子参15g，炒栀子 10g，甘草 3g。

7 剂，水煎服，日 1 剂。

二诊：患者服用上述 7 剂后，胸闷仅在活动时发作，口干苦明显改善。效不更方，继续服用上方 10 剂后，诸症明显改善，无胸闷痛发作。

案 3

叶某，男，56 岁，以"反复胸闷 3 年，加剧 4 天"为主诉，于

2011 年 2 月 3 日由门诊拟"冠状动脉粥样硬化性心脏病、不稳定型心绞痛"收住入院。心电图：①窦性心律；②逆钟向转位；③ST－T改变。心脏彩超：左室舒张功能减退。刻下：胸闷时有发作，以夜间为主，每天发作 1～2 次，每次发作约 10 分钟，含硝酸甘油可缓解。伴头晕，乏力，口干，纳少，寐欠安，二便调。舌暗，苔白腻，脉弦滑。

辨证：气虚血瘀，痰湿内阻。

治法：益气健脾，化痰活血。

处方：太子参 15g，瓜蒌皮 10g，薤白 12g，法半夏 9g，丹参15g，牛膝 15g，天麻 15g，知母 9g，百合 15g，合欢皮 15g，炒枣仁15g，郁金 9g，甘草 3g。

7 剂，水煎服，日 1 剂，早晚分服。

二诊：患者胸闷痛、头晕症状明显改善，因感小便稍浑浊、疲乏，故在原方基础上加仙鹤草 10g 以加强益气、泄浊。继服中药 7 剂后，胸闷痛未再发作。

【按】患者年过五旬，脾气亏虚，气虚血瘀，心脉痹阻，故胸闷时有发作，以夜间为主；气虚清窍失养故头晕，乏力；脾虚痰湿内生，津液不得上承故口干，纳少，寐欠安。舌暗，苔白腻，脉弦滑为气虚血瘀、痰湿内阻之征。方中以太子参、瓜蒌皮、薤白、法半夏、郁金宽胸理气，丹参、牛膝、天麻、知母、百合、合欢皮、炒枣仁安神，甘草调和诸药。

案 4

兰某，男，57 岁，2013 年 7 月 20 日就诊。

病史：冠状动脉粥样硬化性心脏病，冠脉支架植入术后 5 年。

辅助检查：心电图：窦性心律，ST 段改变。颈部血管彩超：①右侧颈动脉内 - 中膜增厚；②双侧椎动脉未见明显异常。刻下：胸闷痛时有发作，每天发作 2 次，活动后尤甚，伴心慌、心悸，口干不喜饮，口苦，纳呆，寐欠安，二便尚调。舌暗苔黄腻，脉弦数。

辨证：湿热瘀阻，心气不足。

治法：清热利湿，益气活血。

处方：茵陈 9g，佩兰 9g，郁金 9g，白术 9g，丹参 15g，三七 1.5g，红芪 5g，红曲 6g，生晒参 10g，甘草 3g。

7 剂，水煎服，日 1 剂，早晚分服。

二诊：患者胸闷痛、心悸症状明显改善，续以前法调养。

【按】患者冠脉植入支架，属异物内留血脉，易致瘀血内生。况病者所处江南之地，多有湿热之气留著。结合舌脉及症状，可知证属湿热瘀阻，心气不足。心脉不通，故见胸闷痛，心慌心悸；湿热内蕴化火伤津，见口苦口干。故治当清热利湿，益气活血。药用茵陈、佩兰、郁金、白术清热利湿健脾，丹参、三七、红芪、红曲、生晒参、甘草益气活血。冠心病患者多有心悸、气短、胸闷、善太息、精神差、舌胖嫩、舌边见齿印、脉弱或虚大等气虚证候，或同时兼有舌苔浊腻、脉滑或弦及肢体困倦、胸部闷痛或有压迫感等痰浊的外候。本病虽为心痛，但五脏相关，心阳气不足，心火受挫，火不生土，母病及子，脾土受损，脾不养心，反更加重气虚，故同时见脾胃功能失调的症状与舌象。脾虚气血生化乏源是根本病因。在此基础上，病情进一步发展，则出现胸痛、唇暗、舌紫瘀斑等血瘀之象。通过球囊扩张成形术和支架植入术，可以迅速开通狭窄或闭塞的血管，缓和心脉瘀阻之标，但气虚之本仍存在。气有推动血脉运行的作用，推动不利则血行涩滞，脉道易于再次瘀阻，发生胸闷、胸痛，甚至介入后再狭窄。在治则上，急性期及介入治疗前以治标为先，介入治疗后以扶正为主。

案5

吴某，女，73岁，2014年3月5日就诊。

胸闷1周，活动后发作，休息可缓解，伴有心悸，视物模糊，口干、口苦，不欲饮，大便不通，舌暗苔少中裂，舌下脉络纤曲，脉细弦。辅助检查：动态心电图：①窦性心律；②偶发多源房性期前收缩；③一过性ST－T改变。颅脑CT：双侧放射冠区腔隙性梗死，轻度脑萎缩。

辨证：气阴两虚，瘀血阻滞。

治法：益气养阴，活血化瘀。

处方：太子参12g，丹参12g，牛膝12g，黄芪20g，石斛15g，炒枣仁15g，瓜蒌皮10g，薤白12g，桂枝6g，郁金6g，炙甘草6g。

7剂，水煎服，日1剂。

二诊：患者自觉胸闷、心悸好转，续服7剂。

三诊：上述症状明显改善，已无明显胸闷，纳可便调。继以前法调理两月，胸闷、心悸少反复。

【按】患者年高体虚，肝肾不足。真水不足，不能上济，心火内炎，煎熬阴液，血行迟缓，停而成瘀。阴亏不能濡润，则胸闷、心悸、口干、大便不通；瘀血内停，故渴不欲饮；心火炎上，见口苦；

肝肾不能荣木，故视物模糊；舌暗苔少中裂，舌下脉络纡曲，脉细弦乃心气阴虚，瘀血内阻之征。方中以太子参、黄芪、石斛益气养阴，丹参、牛膝、郁金活血化瘀，瓜蒌皮、薤白宽胸化浊，炒枣仁、桂枝、炙甘草宁心定悸。

案 6

宋某，男，70 岁，2014 年 7 月 5 日就诊。刻下：胸闷痛，耳鸣，头痛，口干，纳差，二便调，寐差，舌红，苔薄少，脉细。辅助检查：心电图：Ⅰ度房室传导阻滞，ST－T 改变，心率：78 次/分。

辨证：肝肾阴虚，痰瘀内阻。

治法：滋养肝肾，豁痰化瘀。

处方：黄精 15g，石斛 15g，法半夏 9g，竹茹 12g，枳壳 9g，丹参 15g，郁金 15g，三七粉 3g，黄芪 15g，牛膝 12g，女贞子 15g，墨旱莲 15g，甘草 3g。

7 剂，水煎服，日 1 剂，早晚分服。

二诊：胸闷减轻，自诉耳鸣症状改善，精神状态较之前好转。

【按】年高宗气衰，肝肾阴虚，虚火灼津成痰，痰浊阻滞血液运行，瘀血内生，痰瘀内阻而致心脉失养。故方以黄精、女贞子、墨旱莲、石斛滋补肝肾之阴，半夏、竹茹、枳壳理气化痰，并加入丹参、郁金、三七粉、牛膝活血之品。

案 7

胡某，男，58 岁，2014 年 8 月 15 日就诊。

有非梗阻型肥厚型心肌病病史 4 年。辅助检查：心电图：①窦性心律；②ST－T 改变；③左室高电压。心脏彩超：①非梗阻型肥厚型心肌病；②左室舒张功能减弱，EF：56%。刻下：胸闷不适，神疲乏力，气短，口干不喜饮，纳欠佳，夜尿 4～5 次，大便 2～3 次／日，质细软不成形。舌暗，苔白润，脉弦滑。

辨证：阳虚血瘀，痰湿内阻。

治法：温阳益气，燥湿化瘀。

处方：鹿角霜 6g（先煎），黑顺片 6g（先煎久煎），党参 30g，炒白术 12g，巴戟天 15g，黄精 15g，黄芪 30g，白扁豆 10g，郁金 12g，炒鸡内金 9g，白术 6g，丹参 15g，三七粉 1.5g，豆蔻 5g（后入），甘草 3g。

7 剂，水煎服，日 1 剂，早晚分服。

二诊：胸闷减轻，自诉疲乏、大便次数减少，守方继服 7 剂巩固疗效。

三诊：已无疲乏，大便调，胸闷症状不明显。

【按】《素问·阴阳应象大论》云："年四十，而阴气自半也，起居衰矣。年五十，体重，耳目不聪明矣。年六十，阴痿，气大衰，九窍不利，下虚上实，涕泣俱出矣！"本患者年近六旬，正气已虚，气虚则运血无力，血脉瘀滞，故见胸闷；患者口干不喜饮，可见已气损及阳；脾虚，痰湿内阻，故纳欠佳，大便 2～3 次／日，质细软不成形。故方以党参、白术、黄芪、甘草益气健脾，加白扁豆、豆蔻醒脾化湿，鸡内金、白术炒用，加强健脾渗湿之效，脾肾互联，故加巴戟天、鹿角霜、黑顺片温补肾阳，以脾肾双补，鼓动全身气血运行，但应阴中求阳故予黄精，丹参、三七粉、郁金活血化瘀，亦使补而不滞。

案 8

金某，女，73 岁，2014 年 8 月 15 日就诊。辅助检查：心电图：窦性心律，短阵房性心动过速偶伴心室内差异性传导，部分 ST－T 改变。刻下：胸闷，偶见胸痛，心悸气短，乏力，劳则加重，背部恶风，腰酸，纳可，二便调，夜寐不安。舌淡红，苔薄白，脉弦。

辨证：心肾阳虚，瘀血内阻。

治法：温补心肾，活血化瘀。

处方：肉苁蓉 9g，黄精 15g，太子参 12g，丹参 12g，牛膝 12g，黄芪 20g，炒枣仁 15g，麦冬 15g，桂枝 6g，郁金 8g，甘草 6g，三七粉 1.5g（冲服）。

7 剂，水煎服，日一剂，早晚分服。

二诊：胸闷减轻，自诉疲乏、心悸症状改善，寐尚可，无腰酸。守方易炒枣仁加防风 9g，白术 12g，继服 7 剂巩固疗效。

三诊：已无疲乏，继以前法调理两月，胸闷未再发作。

【按】陈美华教授认为中老年胸痹患者，多有肾阳不足，治疗重在调补肾之阴阳，关键在于温通开痹。肉苁蓉温补肾阳，加用桂枝甘草汤温通心阳，加强调补心阳作用；黄精滋肾阴，再加入益气宁心之黄芪、炒枣仁、麦冬，则阴阳双补；佐以理气止痛之郁金补而不滞；配合三七、牛膝、丹参活血化瘀。

案 9

林某，男，71 岁，2014 年 8 月 24 日就诊。既往有冠状动脉粥样硬化性心脏病、心房纤颤病史 10 年。辅助检查：BNP：563pg/mL。心电图：①异位心律；②心房颤动；③左室高电压；④完全性右束支传导阻滞。刻下：胸闷，气短，口干不喜饮，乏力，纳差，夜寐不安，每日夜尿 3 次，大便溏，每天 2 次。舌胖色暗，有瘀斑，苔白润，脉结代。

辨证： 气虚血瘀。

治法： 益气活血。

处方： 黄芪 25g，赤芍 15g，川芎 10g，当归 15g，地龙 15g，桃仁 10g，红花 6g，白术 9g，党参 30g，茯苓 15g，红景天 1 袋，炒枣仁 15g，丹参 12g，甘草 3g。

7 剂，水煎服，日 1 剂，早晚分服。

二诊： 胸闷减轻，气短、乏力症状改善，仍不欲食，守方易炒枣仁加郁金 9g，谷芽 9g，稻芽 9g，继服 7 剂。

【按】 本案患者年老体虚，心气亏虚，血瘀内阻，心脉不畅，故见胸闷、气短、乏力、口干不喜饮；心神被扰，故夜寐不安；脾胃亏虚故纳差、大便溏；舌胖色暗，有瘀斑，苔白润，脉结代为气虚血瘀之征。方拟补阳还五汤合四君子汤加减益气活血，加用藏药红景天益气活血，炒枣仁宁心安神。

案 10

杨某，女，58 岁，2014 年 9 月 10 日就诊。辅助检查：心电图：窦性心律，V_4、V_5 导联 ST 段压低。心脏彩超：左室舒张功能减退。刻下：胸闷胸痛，呈刺痛，每天发作 3~4 次，上楼梯时明显，伴乏力，口干，腹胀，纳呆，嗳酸，大便较干，小便调。舌质红，苔薄白，脉滑。

辨证： 气虚血瘀，痰浊内阻。

治法： 健脾益气，活血化浊。

处方： 黄芪30g，党参15g，炙甘草6g，决明子12g，赤芍12g，当归10g，地龙10g，石菖蒲10g，郁金10g，海螵蛸10g，丹参10g。5剂，水煎服，日1剂，早晚分服。

二诊： 胸闷、乏力症减，守方加砂仁9g，继服7剂后，已无乏力，诸症大减。

【按】 患者年近六旬，正气已虚，气虚则运血无力，血脉瘀滞，不通则痛，则发为胸痹。以虚为主，兼以脾胃痰浊内阻故见腹胀，纳呆，嗳酸，大便较干。舌质红，苔薄白，脉滑为气虚血瘀、痰浊内阻之征。方以黄芪、党参、当归益气养血，赤芍、地龙、丹参活血化瘀，加入石菖蒲、郁金化痰理气，决明子润肠通便，海螵蛸制酸和胃。

心衰病

心衰病是由不同病因引起的心脉气力衰竭，心体受损，脏真受伤，心动无力，血流不畅，逐渐引起诸脏腑功能失调，进而出现心悸、喘促、尿少、浮肿等临床表现的危重病证。可见于西医学的冠状动脉粥样硬化性心脏病、高血压性心脏病、肺源性心脏病、心肌病、风湿性心脏瓣膜病等所致心力衰竭。

一、历史沿革

历代文献对心衰症状、病因病机多有论述。《灵枢·水胀》："水始起也，目窠上微肿，如新卧起之状，其颈脉动，时咳，阴股间寒，足胫肿，腹乃大，其水已成矣。以手按其腹，随手而起如裹水之状，此其候也。"《素问·水热穴论》曰："水病，下为胕肿大腹，上为喘呼，不得卧者，标本俱病。"《圣济总录·心脏门》中有"心衰则健忘，心热则多汗，不足则胸腹胁下与腰背引痛，惊悸，恍惚，少颜色，舌本强"。《医述》："心主脉，爪甲色不华，则心衰矣。"《素问·举痛论》："劳则喘息汗出，外内皆越，故气耗矣。"《素问·生气通天论》："味过于甘，心气喘满。"《素问·逆调论》："夫不得卧，卧则喘者，是水气之客也。"阐明心衰的病因是气虚、过食甘味、水饮所致。对于心衰的脉象，《备急千金要方》提到"心衰则伏"。王叔和《脉经》："心衰则伏，肝微而沉，故令脉微而沉。"

二、病因病机

1. 因实致虚　《灵枢·决气》云："壅遏营气，令无所避。"脉道的通畅无阻与完好无损是血液正常运行的重要因素之一，心衰病发病之初多为脉道不利，血脉凝滞而表现出心之阳气相对不足之证。嗜食肥甘厚味，痰浊内生，致血行不畅而瘀滞。或寒从中生或阴邪侵袭，可发生阴寒偏盛的病理变化，阴盛则脉道涩滞不利，易使血行缓慢，甚至出现瘀血。如此脉道不利、瘀滞与心气不足相互影响，逐渐导致心气的绝对不足，血脉凝滞，痰饮水湿瘀阻而出现本虚标实之证。

2. 年老体虚　老年患者，心之气血阴阳亏虚，思虑过度，劳伤心脾，或外邪侵袭循经入里，损伤心之气血阴阳，失于推动、温煦、气化，导致痰饮水湿内停，瘀血阻滞，而成本虚标实之证。

心衰病属虚实夹杂之证，本虚即气血阴阳亏虚，标实为痰、瘀、水饮互结，其中气虚、血瘀、水饮内停贯穿整个心衰病的病理生理过程。

气虚是心衰病的根本。《素问·五脏生成》："诸血者，皆属于心。"《素问·痿论》："心主身之血脉。"《医林改错》中指出："元气既虚，必不能达于血管，血管无气，必停留而瘀。"心主血脉，气为血帅，血随气行，由于心气的作用，血液在脉管中运行于周身，使各个组织器官获得必要的荣养，并且发挥其各自的生理功能。一旦心气虚衰，则帅血无力，血行不畅，瘀阻经络，就会影响到各个脏腑的正常功能，而出现一系列的心衰症状，因此气虚是心衰病的根本。

瘀血是心衰病的中心环节。在中医学中，瘀血既是病理产物，又是多种疾病的致病因素。心衰时心气虚衰，帅血无力，身体各部分发生血液和体液的瘀积，导致脏器功能紊乱，可出现发绀，舌质紫暗或有瘀点、瘀斑。肝瘀血时的肿大压痛、肺瘀血时的喘咳不得卧、脉涩等都是这种瘀血的表现。如左心衰竭的肺瘀血可使痰湿阻肺、肺气壅塞而出现呼吸困难、急性肺水肿、咳嗽咯血等一系列的呼吸道症状，右心衰竭时出现水肿、肝脏肿大压痛、胃肠道的恶心呕吐、静脉怒张、发绀、尿少等。因此，瘀血是心衰病的中心环节，在治疗心衰病时，活血化瘀是不可忽视的。

水饮内停是心衰病的结果。正常的水液代谢与肺、脾、肾三脏功能有关。肺为水之上源，有通调水道的作用。脾主运化，有转输水液的作用。肾主水，司开阖，为水之下源，有气化制水作用。在病理条件下，不论任何原因，影响到肺的通调水道、脾的运化水湿、肾的气化制水作用，都可以使水湿停留而形成水肿。心衰病水肿的形成是由于心气衰微，帅血无力，使血液运行不畅，造成脏器瘀血，影响到肺、脾、肾对水湿代谢的调节而造成水饮内停。这与《金匮要略》"血不利则为水"的论述相一致。临床上水饮内停可出现体液潴留、呼吸困难、乏力（特别是运动时）等症状，因此水饮内停是心衰病的结果。

三、辨证要点

1. 辨急性与慢性

急性：怔忡，气急，端坐呼吸，不能平卧，面色苍白，汗出如雨，口唇青黑，阵咳，咳吐粉红色泡沫痰，脉多疾数。

慢性：心悸，短气不足以息，夜间尤甚，不能平卧，或睡中憋醒，胸中闷塞，口唇、爪甲青紫不华，烦躁，腹胀，右胁下块，双下肢浮肿。

2. 辨标本盛衰

本虚：有气虚、阳损、阴伤或气阴两虚，或阴阳俱损之分。气虚者，多为心衰之初期，症见气短、乏力，活动后心悸加重。阳损者，在气虚证的基础上见畏寒、肢冷、面色青灰、下肢浮肿，多为心衰之中期表现。阴伤者，可见形体消瘦、两颧暗红、口干、手足心热、心烦等。气阴两虚者为气虚与阴虚证并见。阴阳俱损为阴伤与阳损并见，为心衰之重证。

标实：为气滞、血瘀、水结。气滞者症见胸闷、胁腹胀满、脘胀纳呆；血瘀者症见面色晦暗，口唇、爪甲及舌质青紫，脉促、结、代或涩；水结者症见面浮肢肿，呕恶脘痞，喘悸难卧，舌体肿大、边有齿痕。

四、治疗原则

治则为急则治其标，缓则治其本。《素问·调经论》曰："病在脉，调之血；病在血，调之络。"《素问·标本病传论》曰："病发而不足，标而本之，先治其标，后治其本。"《难经·十四难》曰："损其心者，调其营卫。"心衰病以气衰阳弱，血瘀水结为病机。治标以调其营血，祛邪为务；治本以益气温阳为主，兼阴虚者应养阴。基本治法为益气温阳，化瘀利水。

从防病治病角度将心衰病分为"未病先防""已病防传""既病防变""久病难治"四个阶段。

1. 未病先防　中医认为"正气存内，邪不可干；邪之所凑，其气必虚"。本阶段可见气虚、阴虚和阳虚，但以气虚为根本，可兼见血瘀、痰浊等。气虚者，治以益气健脾，方以四君子汤化裁；阴虚者，治以益气养阴，以六味地黄丸加减；阳虚者，治以益气温阳，以金匮肾气丸加减；血瘀者，治以活血化瘀，以血府逐瘀汤加减；痰湿者，治以益气健脾、祛湿化痰，以参苓白术散加减。在此阶段，主要以气虚为主导，可在益气基础上，佐以养阴、温阳、活血、祛湿、化痰等对症处理。

2. 已病防传　此阶段患者已出现心悸气短、乏力、面色暗淡、舌质淡暗或有瘀斑、脉沉涩等症状。常在上一阶段基础上，进一步发展为血瘀，可兼有痰浊，因此气虚血瘀为主，兼有痰浊是其主要病机。益气活血应该是本阶段总的治法，治疗得当，则气虚得复、血瘀得化、痰浊得祛，从而防止心衰的发展与传变。

3. 既病防变　此阶段患者已出现心悸胸闷、气短喘息、喘促不能平卧、肢肿尿少、咳吐痰涎、脘痞纳呆、渴不欲饮、舌质淡暗或有瘀斑、脉沉涩等症状。是上一阶段的加剧和发展，在气虚基础上，可出现心阳虚，因气（阳）虚血瘀而致气机不畅，影响肺、脾、肾津液代谢，导致水饮内停。因此气（阳）虚血瘀、水饮内停是其主要病机，益气活血、通阳利水应该是此阶段总的治法。同时还应重视结合"脏腑论治"。气喘咳喘多与肺有关，水肿多与脾、肾有关，胁痛腹胀多与肝、脾有关，气血亏虚当调脾胃，心阳不足关乎肾阳。

4. 久病难治　此阶段可出现气短乏力，心悸喘促，面色㿠白，畏寒肢冷，纳差便溏，身肿尿少，咳喘不能平卧，舌体淡胖，苔白水滑，脉沉弱或沉微欲绝。本阶段患者病入沉疴，乃心衰之极，难以康复。"五脏之伤，穷必及肾"，阴阳两虚为基本病机，调理脏腑应从"肾"论治，在大补阴阳基础上，益气活血利水仍是其总的治法。

五、辨证论治

1. 气虚血瘀证

主症：胸闷气喘，心悸，活动后诱发或加重，神疲乏力，咳嗽，咳白痰，面色苍白，或发绀。舌质淡或边有齿痕，或紫暗，有瘀点、瘀斑，脉沉细、虚数或涩、结代。

治法：补气活血。

代表方：四君子汤合血府逐瘀汤加减。

主要药物：党参、白术、茯苓、当归、生地黄、红花、桃仁、川芎、葶苈子等。

2. 气阴两虚证

主症：胸闷气喘，心悸，动则加重，乏力自汗，两颧泛红，口燥咽干，五心烦热，失眠多梦，或有发绀。舌红或紫暗，有瘀点、瘀斑，少苔，脉沉细、虚数或涩、结代。

治法：益气养阴。

代表方：生脉散加减。

主要药物：党参、麦冬、五味子、石斛、黄精、黄芪、丹参、赤芍等。

若兼瘀阻证，则加用血府逐瘀汤。

3. 阳虚饮停证

主症：胸闷气喘，心悸，咳嗽，咳稀白痰，肢冷、畏寒，尿少浮肿，自汗，汗出湿冷。舌质暗淡或绛紫，苔白腻，脉沉细或涩、结代。

治法：温阳化饮。

代表方：参附汤合苓桂术甘汤加味。

主要药物：红参、制附子、茯苓、白术、桂枝、丹参、檀香、赤芍、益母草、炒葶苈子、砂仁、大腹皮、大枣、车前子、泽泻、猪苓等。

4. 阴阳两虚证

主症：心悸，动辄气短，时尿少肢肿；腰膝酸软，头晕耳鸣，四肢不温，步履无力，或口干咽燥。舌淡红质胖，苔少，或舌红胖，苔薄白乏津，脉沉细无力或数，或结、代。

治法：滋阴补阳。

代表方：左归丸和（或）右归丸。

主要药物：熟地黄、山药、山茱萸、枸杞子、菟丝子、鹿角片、制附子、肉桂、红参、麦冬、五味子等。

5. 痰瘀阻肺证

主症：咳喘痰多，或发热形寒，倚息不得平卧；心悸气短，胸闷，动则尤甚，尿少肢肿，或颈脉显露。舌淡或略青，苔白腻，脉沉或弦滑。

治法：祛痰活血，宣肺平喘。

代表方：三子养亲汤合血府逐瘀汤加减。

主要药物：紫苏子、白芥子、莱菔子、葶苈子、当归、桃仁、红花、枳壳、茯苓、桑白皮、桂枝等。

六、临证备要

1. 陈美华教授对心肾综合征的认识。心肾综合征是慢性心力衰竭终末期主要表现，心肾不交是发病的核心，水火不济、心肾阳虚、心火独亢、精血不足是主要病机特点，水湿内停是主要病理产物，因此，交通心肾法为防治终末期心衰的一种有效方法。针对心肾两脏不相交通，常应用经方如《伤寒论》的黄连阿胶汤治疗肾阴虚、心火旺，用交泰丸清心降火、温肾助阳、引火归原，治疗肾阳虚、心火旺，重视从脾、肝、胃入手治疗，以达到交通心肾的目的。在方药中加入除邪开窍之半夏、菖蒲、远志等也可促进心肾交通。

2. 陈美华教授认为气（阳）虚血瘀、水饮内停是心衰病的基本病机，同时本着标本兼治、扶正祛邪的原则，拟定了益气活血、温阳利水的治法，健心颗粒就是据此组成，方中有生黄芪、红参、生蒲黄、丹参、猪苓、白术、桂枝、葶苈子等，以补心气为主，佐以活血温阳利水。方以生黄芪、红参为君，益气温阳以治其本；臣以生蒲黄、丹参活血化瘀，通利血脉；桂枝、猪苓温阳化饮利水；葶苈子宣肺利水，肺气调畅则水道自利。诸药相伍，共奏益气活血、温阳利水之功。

七、验案举隅

案 1

王某，男，77 岁。病史：反复活动后胸闷、气促 10 年，经口服利尿剂后，症状可改善，但自诉服用利尿剂后，感疲乏、纳少。2011 年 4 月 20 日因小便量偏少，胸闷、气促再发，伴双下肢水肿 3 天就诊我院急诊。心电图提示：窦性心动过速、T 波改变；BNP：865pg/mL。以"中医诊断：心衰，西医诊断：冠状动脉粥样硬化性心脏病、心力衰竭、心功能 3 级"收住院。刻下：活动后胸闷、气促，疲乏畏冷，纳少，小便偏少，大便调。舌淡暗，苔白腻，脉细数。

辨证：气虚血瘀，水饮内停。

治法：益气活血、通阳利水。

予健心颗粒（院内制剂）每次 1 袋，每日 3 次。连续服用 21 袋后，胸闷、气促明显缓解，自诉已能自行爬到 2 楼；继服 21 袋后，胸闷、气促基本消失，疲乏、纳少明显改善。

【按】心力衰竭按其临床表现属于中医"心悸""喘证""水肿"等范畴，为本虚标实之证。本虚多为心、脾、肾之气阳虚，而尤以心之阳气不足或亏虚为主；标实多见血瘀、湿阻、水停，而以血瘀为先。其发病多因心气不足或虚弱，无以行血，进而气虚及阳，阳气亏虚渐致瘀血内阻，水湿内停而发病。"健心颗粒"系院内制剂，由生黄芪、红参、生蒲黄、丹参、猪苓、白术、桂枝、葶苈子组成，以补心气为主，佐以活血温阳利水。方以生黄芪、红参为君，益气温阳以治其本；臣以生蒲黄、丹参活血化瘀，通利血脉；桂枝、猪苓温阳化饮利水；葶苈子宣肺利水，肺主通调水道，肺气调畅则水道自利。诸药相伍，共奏益气活血、温阳利水之功。

案 2

陈某，女，70 岁，于 2014 年 12 月 15 日初诊。病史：患者既往中风病史 6 年余，慢性心力衰竭病史 10 年余。刻下：心悸、胸闷、乏力，下肢轻度浮肿，小便正常，大便难解。舌质暗，边有齿痕，苔薄白，脉弦细。

辨证：气虚血瘀证。

治法：益气活血，利水消肿。

处方：生晒参 10g，黄芪 15g，牛膝 15g，泽泻 10g，三七 3g，甘草 3g，决明子 15g，猪苓 15g，瓜蒌子 24g，火麻仁 15g，炒酸枣仁 15g。

7 剂，日 1 剂，水煎服。

二诊： 症状乏力明显减轻，但仍时觉心悸、胸闷，守原方 7 剂以资巩固。

【按】 慢性心衰属中医学"心水证"范畴，"心水"之名首见于《金匮要略·水气病脉证并治》："心水者，其身重而少气，不得卧，烦而躁，其人阴肿。"其气血失衡特点早中期是气滞血瘀、气虚血瘀、痰瘀互阻，后期是阳虚血瘀。用药上必须重视益气与活血两个环节，益气每佐温阳、利水必须活血。

经云：心为阳脏，主血与脉。主血是指全身血液依赖心气而流畅，主脉是指全身血脉依赖心气而充盈通利。六十岁，心气始衰，苦忧悲，血气懈惰，故好卧。七十岁，脾气虚，皮肤枯。患者已过六旬，年高体弱，营血亏虚。况其人素患痼疾，久病入络，瘀血内停。心气血亏虚，心失所养故心悸、胸闷、乏力；气虚水液不行，见下肢水肿；气虚无以推动肠道蠕动故大便难解。舌脉属气虚血瘀之征。治当益气活血、润肠通便，方用参、芪、草配伍牛膝、三七益气活血，泽泻、猪苓利水消肿，决明子、瓜蒌子、火麻仁润肠通便，炒酸枣仁养心安神。共奏益气活血，利水消肿之效。

案 3

王某，女，76 岁，2015 年 5 月 25 日就诊。病史：高血压病史 10 年，2 型糖尿病病史 8 年，慢性心力衰竭病史 5 年。刻下：下肢轻度浮肿，头胀痛，心悸，腰酸痛，腹稍胀，知饥，乏力，口干，无发热，无咳嗽、咳痰，纳少，寐欠安，小便异味，大便 1 次/日。舌暗红，苔黄稍腻，脉弦滑。

辨证：痰瘀互结。

治法：理气化痰，活血化瘀。

处方：白术 9g，薏苡仁 10g，黄芪 10g，天麻 12g，丹参 12g，泽泻 10g，茯苓 10g，法半夏 9g，陈皮 6g，炒栀子 10g，甘草 3g，藿香 9g，佩兰 9g。

7 剂，水煎服，日 1 剂，分两次温服。

二诊：症状显著改善，守原方泽泻易泽兰 15g，加竹茹 9g，川芎 9g 巩固疗效。

【按】此患者年事已高，脏腑虚衰，脾虚湿聚，脾虚气弱无以运化及推动水湿，气虚则血行瘀滞，痰聚血瘀则痰瘀互阻，故症见头胀痛、心悸等。方以半夏白术天麻汤化痰息风化湿，丹参活血，配藿香、佩兰芳香醒脾，患者尚有浮肿，加用泽泻、茯苓利水，陈皮理气健脾，活血药配理气药有助瘀散血行，祛痰药配理气药有助痰化气顺。

案 4

赵某，男，55 岁，2014 年 5 月 25 日就诊。扩张型心肌病病史 10 年。有嗜酒史。刻下：胸闷，活动后气促，脘腹胀闷，双下肢轻度肿胀，舌暗苔白腻，脉弦。辅助检查：肌钙蛋白 I：正常。心电图：窦性心律；T 波倒置（I，aVL，V2）；ST - T 异常（II、V_3、V_4、V_5、V_6）；左心室肥大。颅脑 CT：双侧基底节区多发腔梗灶。

辨证：气虚血瘀，水饮内停。

治法：益气祛瘀，化气利水。

处方：人参 12g，黄芪 15g，炒酸枣仁 12g，丹参 12g，三七 6g，牛膝 12g，猪苓 9g，桂枝 15g。

6 剂，水煎服，日 1 剂，早晚分服。

二诊：胸闷明显缓解，但仍感腹胀，故在前方基础上加砂仁、厚朴，加强健运脾气。继服 7 剂后，诸症大减。

【按】患者年过半百，阳气已衰，况不知持满，素嗜酒，久则湿热内蕴，伤及脾胃，脾虚不能运化水湿，致血行不利，脉络瘀阻，久留为病。胸中乃大气之主，水湿内蕴，则斡旋不行，诸气不利，升降乖疵，故见胸闷；水饮停中焦，则脘腹满闷，停于四肢，则双下肢水肿；舌暗苔白腻，脉弦为气虚血瘀、水饮内停之征。方用人参、黄芪补气，丹参、三七、牛膝活血化瘀，桂枝温阳通脉，炒酸枣仁宁心定悸，猪苓化气利水。

眩 晕

眩晕是临床上的常见中医内科病，临床上以头晕、头蒙，伴眼花、耳鸣甚至视物旋转为主要表现。可见于西医学的高血压、颈椎病、脑供血不足等。

一、历史沿革

眩晕病，历代医籍记载颇多。《内经》对其涉及脏腑、病性归属方面均有记述，如《素问·至真要大论》认为"诸风掉眩，皆属于肝"，指出眩晕与肝关系密切。《灵枢·卫气》认为"上虚则眩"，

《灵枢·口问》说"上气不足，脑为之不满，耳为之苦鸣，头为之苦倾，目为之眩"，《灵枢·海论》认为"脑为髓海"，而"髓海不足，则脑转耳鸣"，认为眩晕一病以虚为主。汉代张仲景认为痰饮是眩晕发病的原因之一，为后世"无痰不作眩"的论述提供了理论基础，并且用泽泻汤及小半夏加茯苓汤治疗眩晕。宋代以后，进一步丰富了对眩晕病的认识。严用和《重订严氏济生方·眩晕门》中指出："所谓眩晕者，眼花屋转，起则眩倒是也。由此观之，六淫外感，七情内伤，皆能导致。"第一次提出外感六淫和七情内伤致眩说，补前人之未备。但外感风、寒、暑、湿致眩晕，实为外感病的一个症状，而非主要证候。元代朱丹溪倡导痰火致眩学说，《丹溪心法·头眩》说："头眩，痰夹气虚并火，治痰为主，夹补气药及降火药。无痰不作眩，痰因火动，又有湿痰者，有火痰者。"明代张景岳在《内经》"上虚则眩"的理论基础上，对下虚致眩做了详尽论述，他在《景岳全书·眩运》中说："头眩虽属上虚，然不能无涉于下。盖上虚者，阳中之阳虚也；下虚者，阴中之阳虚也。阳中之阳虚者，宜治其气，如四君子汤……归脾汤、补中益气汤……。阴中之阳虚者，宜补其精，如……左归饮、右归饮、四物汤之类是也。然伐下者必枯其上，滋苗者必灌其根。所以凡治上虚者，犹当以兼补气血为最，如大补元煎、十全大补汤，及诸补阴补阳等剂，俱当酌宜用之。"张氏从阴阳互根及人体是一有机的整体出发，认为眩晕的病因病机"虚者居其八九，而兼火兼痰者，不过十中一二耳"。详细论述了劳倦过度、饥饱失宜、呕吐伤上、泄泻伤下、大汗亡阳、眴目惊心、焦思不释、被殴被辱气夺等皆伤其阳中之阳，吐血、衄血、便血、纵欲、崩淋等皆伤其阴中之阳而致眩晕。秦景明在《症因脉治·眩晕总论》中认为阳气虚是本病发病的主要病理环节。徐春甫《古今医统·眩晕宜审三虚》认为："肥人眩运，气虚有痰；瘦人眩运，血虚有火；伤寒吐下后，必是阳虚。"龚廷贤《寿世保元·眩晕》集前贤之大成，对眩晕的病因、脉象都有详细论述，并分证论治眩晕，如半夏白术汤证（痰涎致眩）、补中益气汤证（劳役致眩）、清离滋饮汤证（虚火致眩）、十全大补汤证（气血两虚致眩）等，至今仍值得临床借鉴。至清代对本病的认识更加全面，直到形成了一套完整的理论体系。

二、病因病机

眩晕的发病与情志失调、饮食失节、劳逸过度、禀赋久病等有着密切的关系。

1. 情志失调 陈美华教授认为情志失调对脏腑功能的影响，从眩晕的发病来说，以肝、肾、脾功能失调为多见，尤以肝的功能失调最为多见。肝可以看作人体正常精神和心理活动之调节者。有节制的情志活动一般不会造成疾病，但若失去节制、情志失调，即会致病。如平素工作学习压力过大，长期精神高度紧张，或因忧思郁怒，致使肝失疏泄条达，日久则肝郁而化火，耗伤阴精，导致阴精亏虚，肝阳偏亢，上扰清窍，而致头晕头痛、面色潮红、心烦耳鸣腰酸等，由此引发眩晕。此外，恐伤肾，突受惊吓可导致肾精不足，肾髓不足，而脑为髓海，故使脑髓失养导致眩晕。思伤脾，导致脾虚生痰，痰浊中阻，致清阳不升，浊阴不降，清窍失养引发眩晕。

2. **饮食失节**　《素问·痹论》曰："饮食自倍，肠胃乃伤。"一方面饮食失节、饮食偏嗜、过食肥甘厚味、过度饮酒等不良习惯，可致脾胃损伤，致脾胃运化失司，则升清降浊无权，水湿不运而积湿生痰。另一方面过食肥甘厚味及烟酒，可助湿生痰，进一步致痰湿内阻。痰湿内阻，可导致气机不畅，而致肝失疏泄；痰湿内阻，日久化热，灼伤肝阴，肝木失滋，可致肝阳上亢，而致眩晕。

福建地处南方，南方人喜食海鲜等水产品，这些多为寒凉之品，易致脾阳受损，水液运化失常；且南方多湿热气候，同气相求，灼湿为痰，痰湿郁久而化热，痰热上扰头目清窍，出现头晕、头重等症状。

3. **劳逸过度**　长期的过度劳累或过逸，易伤阴精，可致肝肾阴虚而肝阳上亢；劳伤心脾，形神失养，湿聚生痰，上蒙头目清窍。此外，《素问·宣明五气论》中说"久卧伤气，久坐伤肉"，人体需每日适当运动以流畅气血，而使身体康健，若过分安逸，也能损伤气血，易致气血不畅，脾胃功能减弱，久而久之痰瘀湿浊内生，导致郁而化热，痰热上扰，而致眩晕。

4. **禀赋久病**　禀赋来源于父母，受到父母先天之精的影响，从眩晕的发病年龄看，其高峰为40岁以上人群。中医学认为，人体的生长发育过程与先天之精有紧密的关系。若禀赋不足，加之40岁后肾之精气渐亏，肝肾阴精不足，肝阳容易偏亢，所以易发眩晕。久病及肾，肾精亏虚，髓海空虚，可发为眩晕。肝肾同源，又属母子关系。两者生理上相互联系，病理上必将相互传变、相互影响。况且"肝体阴而用阳"之功的正常发挥有赖肾水之涵养。故各种原因导致肾精亏虚者，或因母病及子，而致肝阴虚，皆可致眩晕。

陈美华教授认为眩晕的发病多与肝肾失调、痰瘀互结有关。其病机特点是"多虚、多风、多痰、多瘀"。

"多虚、多风"是指肝肾失调，眩晕与肝、肾两脏关系密切。《素问·至真要大论》曰："诸风掉眩，皆属于肝。"肾为先天之本，主藏精藏髓，生髓。《灵枢·海论》："髓海不足，则脑转耳鸣，胫酸眩冒，目无所见，懈怠安卧。"《丹溪心法》云："肾家不能纳气归原，使诸气逆奔而上，此气虚眩运也。"陈美华教授认为，年高体弱，加之当今人们多有工作压力大、长期精神紧张等不良情绪刺激，导致人的情志不和，郁怒伤肝，肝郁日久，化火耗伤阴液，终致肝肾阴虚精亏，阴阳平衡失调，肝风内动而导致眩晕的发生。

"多痰、多瘀"是指痰瘀互结。早在《丹溪心法》中，朱丹溪就已从痰火立论，力倡"无痰不作眩"的观点；《景岳全书·痰饮》曰："五脏之病，虽俱能生痰，然无不由乎脾肾。盖脾主湿，湿动则为痰；肾主水，水泛亦为痰。故痰之化无不在脾，而痰之本无不在肾。"强调痰湿的产生与脾虚、肾虚有关。在《医学正传》中，虞抟则提出了"血瘀致眩"之观点，肾阳虚，不能鼓舞五脏之阳，脾阳不运，则气血运行滞缓，瘀血内阻，脾运无力，痰浊内生，痰瘀互结，脉络不畅，清窍失养而致眩晕。可以说，痰瘀是眩晕发病过程中的关键病机。

三、辨证要点

陈美华教授首先强调辨病，在此基础上四诊合参进行辨证，尤其重视舌诊与脉诊。

1. 辨舌脉 辨舌包括观察舌质、舌苔和舌形三个方面的变化。舌为心之苗，苔为胃之根，脏腑气血之虚实、病邪深浅、津液盈亏，均在舌质和舌苔上表现出来。舌质红，多属热证或阴虚；舌淡胖兼舌边齿痕，多属脾气虚；舌光如镜、舌质红绛为病久阴伤；舌暗，或舌质见紫斑紫点多属瘀血。苔白腻者主痰湿，黄腻者主痰热。

辨脉主要辨明滑、弦、细、涩这几个常见脉象。在眩晕患者中，一般滑脉多属痰湿内阻，弦细脉为肝肾阴虚，细数脉则为阴虚内热，细涩脉可见于阴虚夹瘀等。

2. 辨脏腑 病在肝者多表现为眩晕而头胀痛、面色潮红、口苦等，在肾者多表现为眩晕而兼耳鸣如蝉、腰酸膝软等，在脾者多表现为眩晕伴神倦乏力、纳呆，在心者多表现为眩晕兼心悸失眠、胸闷。眩晕临床上单一脏腑病变者少，多数涉及多脏腑相兼为病。

3. 辨虚实 凡新病、病程短、形体壮实、呕恶头胀、面赤、心烦口苦、脉弦有力者多为实证；凡久病、病程长、体弱、倦怠乏力、耳鸣如蝉、自汗盗汗、心悸气短、脉细或弱者多属虚证。痰湿壅盛者，多见头重昏蒙、胸闷呕恶、苔腻脉滑；瘀血阻滞者，多见头昏头痛，痛处固定、唇舌紫暗、舌有瘀斑瘀点。临床常见多非单纯虚实两端，多为虚实夹杂。

4. 辨标本 本病多为本虚标实之证，其本虚为肝肾阴虚，其标实为风、痰、瘀。在临床上，病程演变往往是本虚与标实同时互见。

四、治疗原则

眩晕以头晕为首发症状，此时以"急则治其标"为原则，可用平肝息风定眩、滋阴潜阳定眩、清火息风定眩等治法。待症状缓解后，则宜以滋养肝肾、补养气血、健运脾胃等法"缓则治其本"，使阴阳平衡，脏腑功能协调。在临床多数情况下，需遵循标本同治的原则，尤其重视肝肾阴虚、痰瘀内阻这一病机特点，强调从肝肾、痰瘀入手。

五、辨证论治

1. 肝阳上亢证

主症：眩晕，耳鸣，头目胀痛，口苦，遇烦劳郁怒而加重，甚则仆倒，颜面潮红，急躁易怒，肢麻震颤。舌红苔黄，脉弦或数。

治法：平肝潜阳，清火息风。

代表方：天麻钩藤饮加减。

若肝火上炎，口苦目赤，烦躁易怒者，酌加龙胆草、牡丹皮、夏枯草等；若肝肾阴虚较甚，目涩耳鸣，腰酸膝软，舌红少苔，脉弦细弱者，可酌加枸杞子、首乌、生地黄、麦冬、玄参等；若见目赤便秘，可选加大黄、芒硝；若眩晕剧烈，兼见手足麻木或震颤者，加羚羊角（代）、石决明、生龙骨、生牡蛎、全蝎、蜈蚣等。

2. 肾精不足证

主症：眩晕日久不愈，精神委靡，腰膝酸软，少寐多梦，健忘，两目干涩，视力减退。舌淡嫩，苔白，脉弱尺甚。

治法：滋养肝肾，填精益髓。

代表方：滋肾通脉方（由杜仲、牛膝、夏枯草、生地黄、丹参、肉苁蓉组成）加减。

若阴损及阳，肾阳虚明显，表现为四肢不温，形寒怕冷，精神委靡，舌淡脉沉者，或予右归丸温补肾阳，填精益髓，或酌加巴戟天、淫羊藿、肉桂。若兼见下肢浮肿、尿少等症，可加桂枝、茯苓、泽泻温肾利水。若兼见便溏，腹胀少食，可加白术、茯苓以健脾止泻。

3. 痰瘀互结证

主症：眩晕头痛，头重昏蒙，胸闷恶心，呕吐痰涎，健忘，心悸，失眠，精神不振，耳鸣耳聋，面唇紫暗，舌暗有瘀斑，苔白腻，脉涩。或口淡、食少，舌胖，苔腻，脉滑。

治法：祛痰化浊，活血通络。

代表方：半夏白术天麻汤合通窍活血汤。

若眩晕较甚，呕吐频作，可酌加赭石、竹茹、生姜、旋覆花以镇逆止呕。若脘闷纳呆，加砂仁、白豆蔻等芳香和胃；若兼见耳鸣重听，可酌加郁金、菖蒲、葱白以通阳开窍；若痰郁化火，头痛头胀，心烦口苦，渴不欲饮，舌红苔黄腻，脉弦滑者，宜用黄连温胆汤清化痰热。

六、临证备要

1. 陈美华教授的用药特点是选药精炼，制方严谨，遣方有道，处方一般十来味药。常用药如制首乌、夏枯草、杜仲、蒺藜、生地黄、丹参、川芎、法半夏、葛根等。

2. 眩晕的发病虽涉及肝、脾、肾及风、痰、火等，但均可归为阴阳失调、肝肾不足、阴虚阳亢兼有痰瘀内阻。陈美华教授在治疗上提出以滋养肝肾、平肝潜阳、化瘀祛痰为原则，拟定滋肾通脉基础方：杜仲 15g，牛膝 15g，夏枯草 15g，生牡蛎 20g，生地黄 15g，丹参 20g，三七粉 3g（冲），瓜蒌 15g，法半夏 9g。该方具有滋补肝肾、平肝潜阳、化瘀祛痰的作用。

3. 在高血压急症期，出现一派肝阳上亢，气血上冲的危象时，可用较大剂量的大黄粉（6～9g）开水冲服，2～3 小时后可再用 1 次，药后 4～6 小时即可泻下大量稀便，而在大便通泻之后，血压多会缓缓下降，而同时也要服用对症的中药汤剂，才能确保疗效。决明子既能平肝降脂，又能润肠，是高血压治疗中一味非常实用的中药。

4. 眩晕的病因病机与肝的关系最为密切，即"眩晕不离于肝，不止于肝"。眩晕时，酌情加些疏肝理气药，每获佳效。

七、验案举隅

案 1

张某，男，49 岁。以"反复头晕、耳鸣 3 天，加剧伴胸闷 3 天"为主诉，于 2011 年 3 月 8 日收住入院。兼见两胁作痛，喜太息，寐差，心烦纳呆，舌质暗红，苔黄腻，脉弦滑数。血压：150/95mmHg；心率：76 次/分；心电图：左心室肥大，多导联 T 波改变。

辨证：气滞血瘀，痰热内阻。

治法：理气活血，清热化痰。

处方：柴胡疏肝散合黄连温胆汤化裁。

柴胡 15g，川芎 10g，香附 15g，枳壳 10g，白芍 15g，黄连 10g，

茯苓15g，制半夏12g，竹茹15g，丹参15g，川楝子10g，延胡索8g，甘草3g。

7剂水煎服，日1剂，分两次温服。

二诊：服7剂后头晕、耳鸣显著改善，血压降至130/83mmHg。舌质暗红，苔薄黄，脉弦滑。守上方去黄连、川楝子、延胡索，加大丹参用量至20g，继服7剂巩固疗效。

【按】肝气郁结，肝郁化火上扰清窍，故症见头晕、耳鸣、两胁作痛、喜太息；肝横逆犯脾故纳呆；痰瘀热互结，热扰心神故见心烦寐差；舌质暗红，苔黄腻，脉弦滑数为气滞血瘀、痰热内阻之征。多因患者平素情志失调，气机不畅，肝失疏泄，久则肝郁化火，气滞血瘀，痰热内生。治当从痰、瘀、热三方面同时入手，故以柴胡疏肝散疏肝理气，黄连温胆汤清除痰热，佐以金铃子散活血化瘀，三者并治，则气机得畅，肝复条达，恢复阴平阳秘。

案2

何某，女，75岁。2010年7月23日就诊，高血压病史5~6年。现头晕目眩，血压不稳定，随情绪波动大，畏寒，纳呆，口干不欲饮，二便自调。舌淡暗胖大，边有齿印，苔微白腻，脉寸关细弦，尺沉细弦。血压：163/190mmHg；心率：71次/分，律齐，$A_2 > P_2$。生化检查：TG：2.45mmol/L（↑）；LDLC（酶法）：4.26mmol/L。双侧颈部彩超：双侧颈动脉粥样硬化伴斑块形成。

辨证：肝阳上亢，气虚血瘀湿阻。

治法：平肝潜阳，益气活血除湿。

处方：天麻15g，钩藤15g，川芎9g，珍珠母20g（先煎），太子参 15g，黄芪 18g，丹参 15g，仙鹤草 15g，谷芽 20g，杜仲 15g，菟丝子 10g，白豆蔻 4.5g（后入），防风 6g，郁金 9g，甘草 3g。

7 剂，水煎服，日 1 剂，分早晚温服。

二诊： 服药 7 剂后血压降至 134/80mmHg，畏寒症状改善。守方：黄芪加至 24g，继服 14 剂。

三诊： 复查血脂正常，血压已平稳。

【按】 患者年过七旬，肾精逐渐亏虚，加上其高血压病程较长，形成本虚标实兼杂，以气虚、阴虚为本，湿浊、血瘀、阳亢为标。结合舌质淡暗，边有齿痕，苔微白腻，可辨之夹有湿浊，血瘀阻滞。以益气滋肾以治本，平肝活血化湿以治标，标本兼治，俾使气运血行，气行湿化，诸症向愈。

案 3

林某，女，49 岁。以"反复头晕 1 年，再发 1 周"为主诉至门诊就医。于 2011 年 1 月 31 日以"中医诊断：眩晕病；西医诊断：后循环缺血、舌神经麻痹"收住入院。刻下：头晕、头痛，右侧脸部时有抽动，视力下降，纳少，寐安，二便调，舌暗红，苔少，根微黄腻，脉弦细。血压：左上肢 138/72mmHg，右上肢 146/68mmHg；心率：72 次/分。心脏彩超：①左房饱满，室间隔增厚；②主动脉瓣反流（+），二尖瓣反流（++），三尖瓣反流（++）；③左室舒张功能减弱。

辨证： 阴虚生风，痰瘀内阻。

治法： 滋阴息风，祛痰化瘀。

处方： 黄精 12g，制何首乌 15g，当归 12g，川芎 12g，白芍 15g，

全蝎（颗粒）3g，阿胶12g（烊化），僵蚕12g，熟地黄15g，龟甲胶10g（烊化），白附子9g，白芥子9g，炒酸枣仁15g。

6剂，水煎服，日1剂，分早晚温服。

二诊：头晕、头痛明显缓解，但感口腻、纳少，考虑补益之品黏腻碍胃，故在前方基础上去熟地黄、阿胶，加薏苡仁、白术、枳壳加强健运脾气。继服7剂后，已无头晕，诸症大减。

【按】患者年近五旬，七七天癸绝，肝肾亏虚，肝主筋，外合于目，肝阴不足，则不能滋养清窍、目睛，故见头晕、视力下降；阴虚风动，则脸部时有抽动；阴液亏虚，血液黏滞，痰浊内生，痰瘀互结，闭阻经络，不通则痛，故可见头痛。舌暗红，苔少，根微黄腻，脉弦细为阴虚生风、痰瘀内阻之征。以黄精、制何首乌、熟地黄、龟甲胶、阿胶滋肾养阴，当归、川芎、全蝎、僵蚕活血化瘀，白芍止痛，白附子、白芥子祛风化痰。

案4

患者，男，70岁，退休，于2014年12月15日初诊。患者高血压病史10余年，近期血压波动明显，症见眩晕，耳鸣，头目胀痛，腰腿酸痛，口干舌燥，心悸失眠，烦躁易怒，大便干燥，舌质红少苔或见薄黄苔，脉弦细数。血压：165/76mmHg；心率：75次/分，律齐。心电图：①窦性心律；②左室肥大；③ST－T改变。颅脑MRI：脑萎缩，双侧放射冠区多发腔梗。

辨证：肝肾阴虚，肝阳上亢。

治法：滋养肝肾，平肝潜阳。

处方：天麻钩藤饮加减。

天麻 15g，钩藤 9g，龟甲 15g，川牛膝 15g，夏枯草 15g，杜仲 15g，石决明 15g，天冬 15g，赭石 15g，龙胆草 15g，甘草 3g。

7 剂，水煎服，日 1 剂，分早晚温服。

二诊：症状明显减轻，血压：140/70mmHg，但仍时觉眩晕，头目胀痛，心悸失眠，烦躁易怒。守原方 7 剂以资巩固。

【按】此患者病史较长，又年过七旬，肝肾阴虚，平素性情急躁，为阴虚阳亢之象。以天麻钩藤饮加减，治以滋养肝肾，滋水涵木，平肝潜阳，待肝阳平潜后再逐渐转为补肝肾长期调理。此慢性病虚实夹杂，当虚实同治。

案 5

患者，女，70 岁。以头晕 7 天为主诉，伴有胸闷，汗多，口干，咳痰，痰黄，量中，质黏，纳差，二便调，寐尚可。有高血压、糖尿病病史 10 年。舌质暗，苔微黄，脉沉细。血压：左上肢 160/75mmHg，右上肢 172/80mmHg。心率 86 次/分。动态心电图：窦性心律、偶发房性期前收缩、偶发室性期前收缩、偶见房室传导时限延长、偶见 T 波改变。糖基化血红蛋白 8.7%。

辨证：气阴两虚，痰热内蕴。

治法：益气养阴，清热化痰。

处方：黄芪 15g，法半夏 9g，陈皮 6g，茯苓 15g，天麻 15g，郁金 6g，白术 9g，炒栀子 9g，牡丹皮 12g，桑寄生 12g，甘草 3g。

7 剂，水煎服，日 1 剂，分早晚温服。

【按】因气虚无力上升清阳，不得濡养清窍，故见头晕；痰热内扰，胸中气机不畅，则胸闷；气虚卫表不固，营卫失和故见汗多。

治以益气养阴、清热化痰。方以黄芪益气，合半夏白术天麻汤祛风化痰健脾，并加以牡丹皮活血化瘀，桑寄生益肾，炒栀子清热。陈美华主任认为其病位在脾肾，病性虚实夹杂。临床中眩晕合并消渴可分为三个阶段：一是病变早期，燥热偏盛，阴津亏耗，肝阳上亢；二是病变中期病程较长，瘀阻脉络，兼有气虚；三是病变后期，阴阳俱虚，痰浊中阻。此病从本质上是因阴阳失调而引起，与气阴亏虚，内生之风阳、痰火、痰浊、瘀血有重要关系。

案6

患者，男，71岁。头晕、头身困重5天，伴有乏力，胸闷，心悸，口干，脘腹胀满，大便稀，小便短赤，寐差。舌暗，苔薄微白腻，脉弦。有高血压、心力衰竭病史。血压：左上肢165/98mmHg，右上肢156/86mmHg。心率70次/分。双下肢无浮肿，各病理征未引出。BNP：294.0pg/mL；肌钙蛋白I：正常；心肌酶谱：正常。

辨证： 气虚湿阻。

治法： 益气化湿。

处方： 黄芪15g，茵陈9g，茯苓15g，法半夏10g，薤白15g，白扁豆9g，三七粉1.5g，炒栀子9g，牛膝10g，郁金9g，瓜蒌子20g，麦冬12g，制陈皮6g，藿香9g，甘草3g。

7剂，水煎服，日1剂，分早晚温服。

【按】 明·刘纯《伤寒治例》云："气虚停饮，阳气内弱，心下空虚，正气内动而悸。"因气不化津，则津液停聚，凝结而形成痰饮，故见乏力、心悸。张仲景云："血不利则为水。"《血证论》也曾言："血积既久，亦能化为痰水。""瘀血化水，亦发水肿，是血病而兼水也。"表明血瘀日久则水液运行不畅以致水停心下，从而引发了胸闷、心悸等一系列证候。津液不得上承于口，故见口干。水湿痰瘀互结，清阳不升，则头晕。主要病机是气虚、水湿痰瘀互结而成，属本虚标实之证。故陈美华教授以黄芪益气健脾，茵陈、茯苓、半夏、藿香除痰蠲饮，更配以三七、牛膝、郁金活血化瘀。在治疗中重视益气健脾，化湿中不忘行血。

案7

患者，男，46岁。头晕1个月，伴有头麻，易怒，口干，口苦，胸闷纳呆，小便黄赤，大便不爽。舌红，苔黄腻，脉弦细。有高血压病史3年，高脂血症病史2年。血压：184/113mmHg。心率：80次/分。心脏彩超：①左房扩大、左室肥厚；②主动脉瓣反流（＋）；③左室舒张功能减弱。生化全套：TG：3.17mmol/L；LDLC：5.91mmol/L。

辨证：肝胆湿热。

治法：疏肝清热，豁痰祛湿。

处方：柴胡9g，佩兰10g，荷叶9g，决明子15g，白术9g，丹参12g，红曲6g，绞股蓝15g，炒栀子10g，麦冬10g，郁金6g，黄精15g，甘草3g。

7剂，水煎服，日1剂，分早晚温服。

【按】眩晕病位虽在头窍，病变脏腑与肝脾肾三脏相关。肝藏血、主筋，肝气不舒则头麻，易怒；湿热内阻，伤津困脾故口干，口苦，胸闷纳呆，小便黄赤，大便不爽；舌红，苔黄腻，脉弦细为肝胆湿热之征。方中以柴胡、佩兰、荷叶理气燥湿，白术健脾化湿，栀子、绞股蓝清热化湿和中，使肝气得舒，脾气得运，湿热自除，眩晕乃平。其眩晕日久，则考虑久必留瘀，配伍丹参、郁金以活血化瘀解郁；思其患者年近半百，精气渐亏，加以少许黄精补益肝肾，滋水涵木。加麦冬以防理气药过燥伤阴。

案8

患者，女，86 岁。反复头晕，怕冷 5 年，近 2 天加重伴有咳嗽少痰，痰白黏，口干，时有腰痛，大便干结，小便频数，舌红，苔黄腻，脉细。血压：170/70mmHg。动态血压：夜间血压 100% 偏高，呈反勺型。颅脑 MRI：脑白质变性，双侧基底节 – 放射冠多发腔梗。

辨证：气阴两虚，痰瘀互结。

治法：益气养阴，化痰祛瘀。

处方：黄芪 15g，太子参 18g，制黄精 15g，萹蓄 15g，薏苡仁 15g，白术 9g，川贝母 3g，天麻 15g，炒枣仁 12g，黄柏 12g，知母 9g，瓜蒌子 20g，肉苁蓉 9g，丹参 15g，法半夏 10g，火麻仁 15g，决明子 15g，甘草 3g。

7 剂，水煎服，日 1 剂，分早晚温服。

【按】《灵枢·天年》："九十岁，肾气焦，四脏经脉空虚。"患者年近九十，肾中精气渐亏，腰为肾之府，故见腰痛、怕冷。因其居处湿热之气偏盛，阻滞气机，久之痰瘀互结使邪扰清空，且肾精亏虚，髓海失养，故出现眩晕。观其舌脉，可知证属气阴亏虚、痰热瘀阻。刘宗厚《玉机微义》云："眩运一证，人皆称为上盛下虚所致，而不明言其所以然之故。所谓虚者，血与气也；所谓实者，痰涎风火也。"因肾精亏虚、髓海不足，气虚则清阳不升，血虚则脑失所养，以黄芪、太子参之品益气养阴，配以肉苁蓉、黄精补肾助阳、滋阴益精；并主张以痰瘀同治，治痰当调肺脾肾，以半夏白术天麻汤健脾化痰，治瘀当调心肝脾，丹参入心、肝经，活血化瘀，能破宿血，补新血。诸法合用，则使"后天之本"得养，"先天之本"得充，诸证可缓。

案 9

患者，女，61 岁。既往高血压病史 10 余年，最高血压 160/100mmHg。以头晕、头胀 2 天为主诉，伴有颈部不适，胸闷，口干喜饮，纳呆，寐差，大便溏。舌质暗，苔薄黄，脉弦。血压：146/90mmHg；心率：74 次/分。心脏彩超：室间隔稍厚；左室舒张功能减弱（EF58%）。

辨证：风阳上扰，痰湿内蕴。

治法：平肝息风，化痰祛湿。

处方：天麻 15g，钩藤 9g，郁金 9g，白术 9g，川芎 9g，炒栀子 10g，茵陈 9g，佩兰 9g，白扁豆 9g，薏苡仁 15g，炒酸枣仁 15g，龙齿 9g，茯神 15g，粉葛根 15g，甘草 3g。

7 剂，水煎服，日 1 剂，分早晚温服。

【按】患者年过六旬，阴液渐亏，肝肾不足，因劳倦、饮食不节损伤脾胃。脾胃内伤，湿邪不化，气机不畅，瘀血内阻，阴亏而风阳夹痰上扰故见头晕、胸闷、纳呆；肝阳化风，神魂不舍，故见寐差；脾虚湿盛故大便溏薄；舌质暗，苔薄黄，脉弦为风阳上扰、痰湿内蕴之征。故方用天麻、钩藤、郁金、栀子、茵陈清肝平肝；白术、佩兰、白扁豆、薏苡仁、甘草醒脾健脾、化痰祛湿；川芎合郁金行气以助湿化；炒酸枣仁、龙齿、茯神安神；葛根升清阳止眩晕。

案 10

患者，女，60 岁。以头晕 20 天为主诉，伴有头右侧及头项痛，胸闷，嗳气，口苦，痰黄黏，多梦，纳少，大便干。舌暗红，苔厚黄，脉弦。有甲亢病史。血压：148/73mmHg，心率：82 次/分。动态心电图：窦性心律；偶发房性早搏；偶见 ST 段改变、T 波改变。

辨证：肝郁化火，痰热内蕴。

治法：疏肝泻火，清热化痰。

处方：柴胡 9g，佩兰 10g，荷叶 9g，决明子 15g，丹参 12g，白术 9g，郁金 6g，绞股蓝 15g，红曲 6g，炒栀子 10g，麦冬 10g，甘草 3g。

7 剂，水煎服，日 1 剂，分早晚温服。

【按】 患者情志不畅，肝气郁结，化火上炎，灼津成痰，故见痰湿内生；肝阳上亢，上扰清窍，故头晕；胸阳不展，故胸闷；气机郁滞，不通则痛，故见头右侧及头项痛；火气上炎，则见口苦、多梦；横犯胃气，发为嗳气；肝火煎熬津液，故大便干；舌暗红乃其久病，邪阻络脉；苔厚黄，脉弦为肝郁化火，痰瘀互结之征。方以柴胡疏肝理气，佩兰、荷叶、白术化痰湿，绞股蓝、炒栀子泻火，决明子通便，丹参、郁金活血，红曲健脾化食，麦冬润肠生津，甘草调和诸药。

案 11

患者，女，76 岁。头晕，耳鸣，盗汗，腰酸膝软，纳尚可，二便调，夜寐欠安。舌淡暗，苔黄腻，脉细弦。血压：140/80mmHg。

心率：72 次/分钟。颈部血管彩超示：双侧颈动脉粥样硬化伴多发斑块形成；双侧椎动脉走行弯曲，左侧椎动脉内径略细窄。颅脑 MRI 示：脑萎缩，左侧额叶白质区腔梗。

辨证：肝肾亏虚，痰瘀互结。

治法：平补肝肾，活血化瘀。

处方：黄精 15g，山萸肉 12g，天麻 15g，法半夏 9g，白术 9g，丹参 15g，钩藤 9g，茯苓 15g，红曲 1 袋，太子参 15g，酸枣仁 15g，三七 1.5g（冲服），百合 15g，防风 6g，桔梗 9g，甘草 3g。

7 剂，水煎服，日 1 剂，分早晚温服。

【按】《灵枢·海论》曰："脑为髓之海……髓海不足，则脑转耳鸣，胫酸眩冒，目无所见，懈怠安卧。"肝肾阴虚是高血压常见证型。肝肾阴虚，阴虚火旺上扰清窍则头晕、耳鸣，阴气亏虚，阳不入阴，故见盗汗，虚火灼津生痰，病情缠绵，病程日久则生痰致瘀，故痰瘀贯穿于疾病发展的整个过程。方以山萸肉、黄精平补肝肾，半夏白术天麻汤以祛痰化湿，钩藤清肝潜阳，酸枣仁、百合养肝血兼安神，见肝之病当先实脾，故加白术、茯苓、红曲，佐以三七活血祛瘀，活血药易耗气，故予太子参益气，加桔梗通畅气机，亦防补药过滞。

中风

中风是主要表现为猝然昏仆，不省人事，伴有口眼㖞斜，半身不遂，语言不利，或不经昏仆而仅以㖞僻不遂为主症的一种疾病。

因为"风为百病之长",风性"善行而数变",中风的发病急骤、变化多端,中医将其类比为"风"。西医可见于短暂性脑缺血、脑梗死、脑出血等。

一、历史沿革

风邪为六淫之首,四季皆能伤人,凡寒、暑、湿、燥、热诸气,多依附于风而侵入人体,导致疾病的发生,为外感疾病的先导。《内经》中特别强调"风邪为致病之首恶",故又有"风为百病之长","至其变化乃为他病","风中五脏六腑,中三阴三阳,中上下左右","风中五脏六腑之俞,各入其门户所中,则为偏风"等描述来解释风邪致病的各种现象。外风可致"偏枯""偏风""风痱""痿历""瘿痹""风痹""痿""厥"等中风证候,故唐宋以前多以外风立论,后世称之为"真中风"。《内经》论"虚邪偏客于身半"为"中风"的病因病机,当时虽已认识到"内因"可致中风,但更强调"外风"为病。明确引导"中风"为病名的是《金匮要略》:"夫风之为病,当半身不遂。"较之《内经》,它在强调病因为"中风使然"的同时,引导了后世"中风"病名的确立。然其所称的"中风"是指病因,而非病名。金元以后,医家逐渐重视内风致病,提出内风所致的中风是"类中风"。"类中风"是指因脏腑功能失调,气血逆乱,风由体内而生,出现动摇、眩晕、震颤、抽搐、强直、肢体拘急或猝然昏仆、不省人事、口眼㖞斜、半身不遂等中风症状,即风气内动。大多医家认为其与心、肝、肾三脏有关。

"风邪"在中风学说中,占着相当重的位置。宋朝设有"风科"

专门研究风邪致病。狭义的中风是风邪为患的代表病种。《备急千金要方》说:"夫诸急卒病,多是风,初得轻微,人所不悟。"中风发病急剧,不论是内风所致的"类中风",还是外风所致的"真中风",其发病均与"风"有着密切的关系。《素问·骨空论》说:"风者,百病之始也。"风是六气之一,居六气之首,在正常的情况,它是构成万物生发生育的基本条件,也是维持人体正常生理功能的首要条件。

二、病因病机

1. **外感风寒** 《素问·风论》:"风之伤人也,或为寒热……或为偏枯。"六气之中,"风"属木,通气于肝,因此风邪入中,可直接引动肝风。《中藏经》说:"风寒暑湿之气,中于人之脏腑之为也……或痒或痛,或口眼偏邪。"六淫之邪多依附于风邪入侵人体,如风寒外袭,痹阻经脉、窍道,可致瘀血生风;风热、风火入侵则易灼伤津液,致阴虚生风;也有外风引动宿痰,痹阻经脉而发为中风。

2. **七情内伤** 肝为藏血之脏,赖血液以濡养,情志不遂,肝气郁结,肝阳化火,肝郁化热,风自火生,横逆络道,上扰神明。刘河间认为"内火暴甚,水枯莫测",凡热邪炽盛,必灼伤津液,耗伤营阴,肝失所养,致肝风内动。

3. **饮食失调** 《素问·通评虚实论》云:"仆击、偏枯……贵人则膏粱之疾也。"喜食膏粱厚味,痰浊内生,阻滞气机,气郁化火,风自火生,此为痰浊致实风;痰郁化热,火热酌伤津液,致阴津不足，肝失所养，肝风内动之虚风。朱丹溪说"半身不遂，大率多痰"，"痰生热，热生风"。孙思邈指出，"痰热相感而动风"。如是饮食失调可致风痰内生，可阻滞经脉、清窍而变生诸症。由于痰浊凝聚，经络阻塞，肝郁气滞，筋脉失养，挛急刚劲，因此引发了以动摇、眩晕、抽搐、震颤等为特点的病证。

4. 年老体弱 叶天士说："精血衰耗，水不涵木，肝阳偏亢，内风时起。"凡素体阴虚阳亢，或久病、大病、呕吐失液，耗伤阴血，或热邪炽盛，灼伤阴血，阴血亏虚，水不涵木，阴虚不能制阳，则阳热亢盛，阳亢于上，则生燥生风，所谓"阴亏于前，而阳损于后；阴伤于下，而阳乏于上"。由于"老年多瘀""病久多瘀""久病入络"，故瘀血生风多见于老年患者中。《素问玄机原病式》说："人卒中，则气血不通而偏枯也。"凡以血液运行不畅，或局部血液凝聚，或体内离经之血为主因，阻滞经络、清窍，可见瘀血症状，如口唇爪甲紫暗、皮肤甲错、舌有瘀斑、发有定时、痛有定处等症。

内风所致的中风病多责之于肝，肝在五行属木，为五脏之首，《素问·灵兰秘典论》称之为"将军之官"。肝为风木之脏，主升主动，性喜条达而恶抑郁。肝的主要生理功能有二：一是主疏泄，指肝具有舒畅、开展、调达、宣通等生理功能。肝的这一功能反映了肝为刚脏，主升、主动的生理特点，是调畅全身气机、促进脾胃功能、推动血和津液运行的一个重要环节。如肝不能疏泄，肝郁气滞，易化热生风。二是主藏血，即肝具有贮藏血液和调节血量的生理功能。肝内贮藏一定的血液既可濡养自身，以制约肝阳，勿使过亢，维护肝的疏泄功能，使之冲和调达，又可防止出血。如肝不藏血，肝阴不足则肝阳易亢，其主动、主升的功能无以制约，则肝风内动。肝的这两个生理功能，习惯上称为"体阴而用阳"。中风的病机多因内脏病变或功能失调引起肝风内动，如热极生风、肝阳化风、阴虚动风及血虚生风等，痰瘀互结的病机贯穿始终。

三、辨证要点

1. 未病先防　中风常有先兆，如手指麻木、不时眩晕等症。刘河间的《素问病机气宜保命集·中风论》就说："中风者，俱有先兆之征，凡人如觉大拇指及次指麻木不仁，或手足不用，或肌肉蠕动者，三年内必有大风之至。"在"大风至"之前，需给予调整体质，治未病。中医认为：健康是一个动态的概念，疾病的发生，是在某种致病因素的影响下，机体"阴平阳秘"的正常生理平衡被破坏，从而发生"阴阳失调"所致。中医学以"整体观念""辨证论治"及"因人、因时、因地制宜"的理论来指导治未病，强调"不妄作劳"。中风病的发作往往有一定的外界诱因，如疲劳、情绪波动、饱餐、受寒，所以避免以上各种因素，养成良好的生活习惯，就可以减少发作。

2. 辨风

（1）热极生风　头目胀痛，手足抽搐，颈项强直，角弓反张，甚则痉厥。舌质红，脉弦数。

（2）肝阳化风　眩晕，耳鸣，抽搐，头痛，口眼㖞斜，甚则昏仆失语，不省人事，或手足麻木，半身不遂或抽搐瘛疭。舌多红绛，脉弦数。

（3）**血虚生风** 形体消瘦，手足蠕动，精神倦怠，眩晕耳聋，时时欲脱，甚或瘛疭。舌绛少苔，脉多细数无力，或细弦，或细促。

（4）**痰浊生风** 喉中痰鸣，恶心呕吐，吐清涎白沫，胸胁满闷，头晕目眩，肢体麻木，甚则仆倒，神志昏迷，舌强不语，抽搐，痉厥或口眼㖞斜，半身不遂。苔厚腻，脉弦滑。

（5）**虚风内动** 面色无华，头摇肢动，手足震颤，常伴有双目干涩、视物模糊、眩晕耳鸣、失眠等症。舌淡或红而少苔，脉弦细。

（6）**瘀血生风** 心、肾、肝、脾等脏器阴阳、气血及经络功能失调，而产生气滞、痰浊、寒凝、血瘀等病理变化，最终导致肝风内动，夹痰浊走窜经络，使血脉瘀阻，清窍、经脉失养而致"中经络"，脏腑痹阻则为"中脏腑"。

四、治疗原则

中风既病，需注重辨识引发疾病的"风"，及贯穿始终之"痰""瘀"，因此，治疗中风病，治风、治痰、治瘀不可偏废。

1. 治风 治风之法，不一而足。不仅需辨清风邪之来源，是外风或是内风，还要善于辨识风证的多少，新病风证为多，久病风证渐去。对外风所致病证的治疗总以祛风为主，一般使用祛风解表药祛之，常用防风、柴胡、葛根、升麻等药，各药均能祛风于外，还能行一身之气，常为引经药。防风为风中之润剂，药性平和，过药不伤元气，除祛风之功外还能助脾胃化湿；柴胡能疏肝理气，祛外风用毛柴胡，治内风用北柴胡；葛根能解肌生津，对于筋脉拘急者尤其适合；升麻能升提阳气，引药到病所。如兼有其他邪气，如风寒诱发，可拟杏苏散、荆防败毒散，如为风热诱发可拟桑杏汤、麻杏石甘汤等。对于内风，当究其致风的病因：肝阳化风者可以平肝潜阳息风，方用镇肝息风汤加减；热极生风者，可以清热凉血息风，方用清营汤或清瘟败毒饮加钩藤、牡丹皮、羚羊角（代）、犀角（代）、紫雪丹等；阴血虚而动风者，可以滋水涵木，养血息风，方拟大定风珠、归脾汤或三甲复脉汤加减；对于痰湿盛者当化痰息风，方拟半夏白术天麻汤或温胆汤加减；瘀血阻滞者给予活血化瘀，使"血行风自灭"，方拟血府逐瘀汤或补阳还五汤加减，并可酌情加用石决明、钩藤、僵蚕、全蝎等息风药。《济生方·中风》中说："治之之法，当推其所自，若内因七情而得之者，法当调气，不当治风，外因六淫而得之者，亦先当调气，然后依所感六气，随证治之，此良法也。"《医宗必读·真中风》说："凡中风昏倒，先须顺气，然后治风。"其实调气与治风并不矛盾，风即六气之一，祛风、息风即是调整气的升降出入。

2. **治痰、治瘀**　"痰瘀"是始终贯穿于中风病的病理基础。所谓"伏其所主，必先其所因"，化痰祛瘀、活血通络应当是治疗中风病的基本原则，有形之痰与无形之痰及瘀血皆可阻滞脉道，除痰宜结合化瘀，祛瘀亦要考虑除痰。

痰证多见于肥胖患者，常头痛如裹、头目不清、胸闷胸痛、肢体沉重，遇阴雨天诱发或加重，口淡无味，口渴不喜饮，舌苔白腻，脉象沉细或濡缓。痰不甚者，予理气药即可，如陈皮、香附、柴胡等；痰未清者，药物常选用瓜蒌、薤白、半夏、茯苓、菖蒲、白芥子以化痰泄浊。瓜蒌善于泄热通便，薤白长于温散通阳，半夏功能降逆止呕，茯苓尤可健脾利湿，菖蒲兼以化浊开窍，白芥子兼能利气通络。常用的方剂有瓜蒌薤白半夏汤和温胆汤，湿痰用苍术、白术，食积之痰用神曲、山楂、麦芽、谷芽，风痰用南星、天麻、僵蚕，顽痰用浮海石、法半夏。因人的体质有寒热虚实之不同，特别是脾胃功能有强有弱，脾胃是后天之本，它的虚实常常影响着疾病的转归，也影响着痰证的转化。脾阳素虚者易寒化，而见胸腹冷痛、面色㿠白、喜热恶冷、大便稀溏、舌体淡胖、边有齿印、苔白厚腻、或松浮剥脱；胃阳素盛者易热化，可见呕腐吞酸、恶心欲呕、胸脘酌热、心烦寐欠，舌红，苔黄腻，脉弦数。痰证，随着脾胃功能的变化，可有不同的兼证，而使病情复杂化。虚寒者可用苓桂术甘汤，或加用干姜、桂枝之类；实热则可用黄连温胆汤，加用黄芩、青黛之属；心脾同病，兼见血瘀者，加郁金、延胡索、丹参；脾肾同病者加补骨脂、五味子、泽泻；肝脾同病，头痛眩晕者，加天麻、钩藤、菊花。

血瘀证的症状可见：颜面黑斑、皮下青紫、肌肤甲错、癥积肿块、刺痛或痛有定处、舌暗脉涩、舌底脉络有纡曲、静脉怒张等。瘀血的主要脉象为涩脉，但亦可见到沉、牢、弦、细以及滑、实、结代等脉象。所用药物有：①养血活血药：如当归、丹参、鸡血藤；②一般活血药：如桃仁、红花、川芎、赤芍、益母草、鸡冠花、蒲黄、五灵脂、三七、茜草根、牡丹皮、郁金、泽兰、月季花、凌霄花；③破血药：如苏木、刘寄奴、延胡索、大黄、水蛭、虻虫、土鳖虫、生山楂、王不留行、牛膝；④攻血药：如乳香、没药、血竭、阿魏、三棱、莪术、穿山甲（代）。其中养血活血药有助脾胃功能的恢复，李东垣《脾胃虚损论》中说："血不可不养，胃不可不温，血养胃温，荣卫将行，常有天命。"如补中益气汤中之当归即起到养血活血的作用。一般活血药和养血活血药均可用于血行障碍、瘀血阻滞引起的血瘀证，但一般活血药有祛瘀生新的作用，又各有所长。如益母草、泽兰活血之时兼有利水之功，郁金、月季花在活血之余还有解郁之能，川芎为血中之气药，味薄气雄，疏达气血，上行头目，下行血海，行血中之气，祛血中之风，既能活血祛瘀、补血生新，又可升清阳、行气开郁。破血药及攻血药是较为猛烈的活血祛瘀药，一般用于瘀结日久，顽疾难祛，或有癥瘕痞块之症，但其药性较燥，易伤津耗气，特别是虫类药，使用时宜配伍养血润燥之品。瘀血可致气机阻滞、影响水液代谢，痰湿也可阻滞气机，致气滞血瘀，互为因果，所以许多中风病患者不仅有舌质暗等瘀的证候，还可出现口渴但欲漱水不欲咽、舌苔厚腻、脉弦滑等痰浊之证候，故临证时当化痰与祛瘀相结合，常需分辨痰瘀之邪的轻重程度，或侧重于化痰，或侧重于祛瘀，或二者兼顾。

痰浊、瘀血是中风病的常见致病因素，只有祛除痰瘀之邪，才能使经脉得以疏通，中风得愈。治疗痰瘀，还应以"气滞则痰凝、气行则血行"的理论来指导化痰祛瘀方药的配伍。《证治要诀》认为，"风邪既盛，气必上逆……治之法调气为先。经云：善治风者，以气理风"。所以"补气、行气"有助于化痰祛瘀，也有助于治风，在组方之中不可不用，如在治方之中酌加黄芪、党参等，可扶助正气以利痰化瘀祛。

最后，当疾病的恢复期及后遗症期时，风火之势渐祛，正气不足之象显露，除化痰祛瘀外，当培固正气，因人体有顺应自然、自我修复的功能。人的自我修复能力，关键在于"正气"，正气就是指人体的自我修复调节能力、适应环境能力、抗病能力等。因此治病之时要注意培固人体的正气。《灵枢·阴阳二十五人》更说："其肥而泽者，血气有余；其肥而不泽者，气有余，血不足；瘦而无泽者，气血俱不足。审察其形气有余不足而调之，可以知逆顺矣。"因此，应当根据不同人的体质进行气血阴阳的调整，这不仅有利于痰瘀的祛除，也可使人体正气充足，进行自我修复。

五、辨证论治

1. 肝肾阴虚，肝风内动

主症： 突然昏仆，头目胀痛，肢体麻木，头痛头昏，舌强难言。舌质红少苔，脉弦数。

治法： 平肝潜阳，清火息风。

代表方： 天麻钩藤饮加减。若兼失眠、多梦、健忘诸症，加阿胶、鸡子黄、酸枣仁、柏子仁等交通心肾，养心安神。

2. 肝肾阴虚，风痰上扰

主症： 突发眩晕，视物不清，声音嘶哑，半身不遂，吞咽困难，头晕耳鸣，头痛，口眼㖞斜，五心烦热。舌红苔黄，脉弦滑。

治法： 滋肝益肾，息风化痰。

代表方： 镇肝息风汤加减。若腰酸腿软较甚，加杜仲、桑寄生、牛膝补肾壮腰；肾阳虚，加肉苁蓉补肾益精，附子、肉桂温补肾阳。

3. 肝风内动，痰浊壅闭

主症： 突然昏仆，神识不清，口眼㖞斜，半身不遂，喉中痰鸣，恶心呕吐，面色潮红，呼吸急促。舌质红，苔白或滑，脉滑。

治法：平肝潜阳，祛痰活血

代表方：涤痰汤加减。若头痛加菊花、夏枯草；呕吐加半夏、旋覆花、赭石；热象明显加栀子、黄芩。

4. 气虚血滞，脉络瘀阻

主症：偏枯，肢软无力，口眼㖞斜，偏身麻木，心慌气短，手足肿胀。舌淡或紫暗，苔白，脉细涩。

治法：益气化浊，活血通络。

代表方：补阳还五汤加减。脾虚湿盛，腹泻或便溏、腹胀纳呆，舌淡舌胖，边有齿痕，可酌加薏苡仁、炒扁豆、泽泻等，当归宜炒用；眩晕剧烈，兼见手足麻木或震颤者，加羚羊角（代）、石决明、生龙骨、生牡蛎、全蝎、蜈蚣等镇肝息风。

六、临证备要

痰瘀贯穿于中风的始终，中医学认为，"血气不和，百病乃生"，"阴阳失调，诸证则相继而起"。正如《丹溪心法·中风》所说，"中风大率主血虚有痰，治痰为先……半身不遂，大率多痰；在左属死血瘀血，在右属痰有热，并气虚"，中风病病理机制是气血虚弱，痰瘀阻滞，虚实夹杂是为根本。

七、验案举隅

案1

杨某，女，67岁。起床后感觉左侧肢体麻木、沉重，继而出现左侧肢体偏瘫，伴头晕目眩，耳鸣，腰酸腿痛，疲乏无力，食少纳呆，失眠多梦，小便不利，大便二日未解，不恶风。曾在某医院住院1个月，诊为"脑血栓形成"。经用西药治疗，病情改善不明显。患者出院转求中医治疗。症见：乏力，语言謇涩，伸舌偏右歪，舌淡红，苔薄黄，脉弦细。上下肢不能抬举，左手肌力0级，左足肌力Ⅲ级，肌张力稍增强。

辨证： 风痰痹阻，气虚血瘀，肝肾阴虚。

治法： 化痰息风，补肾通络，佐以益气活血。

处方： 天麻钩藤汤合补阳还五汤加减。

天麻12g（后入），钩藤25g，石决明30g（先煎），桑寄生15g，首乌15g，杜仲15g，怀牛膝15g，地龙15g，黄芪30g，赤芍15g，丹参20g。

水煎服，日1剂，早晚温服，并辅以肢体功能锻炼。

二诊： 服药20天后，腰腿酸痛明显减轻，纳增，夜眠尚可，二便已调，左侧肢体已能进行伸屈活动，仍觉头晕耳鸣。守上方，加入枸杞子15g，女贞子12g，肉苁蓉15g，以加强补肾之力。治疗5周后，肢体渐能动。

【按】 患者系中风病中经络，处中风病恢复期。患者不恶风，为内风致病，当责之于肝风内动；患者肢体沉重，食少纳呆，此责之于痰湿；肢体麻木、脉弦责之于风；头目眩晕、耳鸣、腰酸腿痛、疲乏无力责之于老年人肾虚不足；舌质淡、脉细为气虚之象。此急性期已过，火象不显，热象仍在。患者虽为中风恢复期，但风痰阻络，痰重瘀轻，急性期"风火"之象未退尽，却已有气虚肾虚之象。

治疗当化痰息风，故方中天麻化痰息风，钩藤、石决明平肝潜阳以息风，首乌、桑寄生、怀牛膝、杜仲补益肝肾，黄芪大补元气，气旺则血行瘀祛，佐以丹参、赤芍、地龙活血化瘀通络，以防经脉再次瘀阻。患者虽有热象，但未用清热之品，而丹参、赤芍、地龙性偏寒凉，既可活血，又可凉血，清血分热，此陈美华教授一药多用之妙也。二诊辨治仍肾虚明显，故加枸杞子、女贞子、肉苁蓉加强补肾。

案2

患者，男，60岁。2年前有"左侧丘脑出血"病史，目前头晕、记忆减退，右腿行动不便，口干，有色黄浓痰，大便软，小便正常。舌质暗，苔黄腻，脉细弦滑。

辨证：痰瘀内阻。

治法：化痰祛瘀。

处方：瓜蒌皮10g，薤白15g，牛膝12g，丹参15g，生扁豆10g，法半夏10g，竹茹12g，枳壳9g，云茯苓15g，山萸肉12g，黄精15g，太子参15g，甘草3g。

7剂，日1剂，水煎服，早晚温服。

二诊：药后痰少，舌苔黄腻减。继服20剂后头晕、记忆减退明显改善，口不干，仅余有右腿行动不便。

【按】此患者虚实夹杂，虽年老，但以实证为主，所谓"瘀血者善忘"，"无痰不作眩"。察其舌脉症等临床症状实由痰瘀内阻所致，故方以化痰祛瘀为主，兼顾脾肾。方中扁豆、甘草顾护胃气；茯苓、黄精健脾化湿醒胃；瓜蒌皮、薤白、法半夏、竹茹化痰祛湿；丹参、枳壳活血化瘀行气；又以太子参益气养阴，防化痰祛瘀药之耗气伤阴；以山萸肉、牛膝补肾。服药后顽痰得化，瘀血得祛，则记忆恢复，头晕不作。方中主以化痰祛瘀，又兼顾老年人多肾虚之特点，且顾护胃气，组方严谨，而效果颇显。

不寐

不寐又称失眠，是以睡眠时间不足，睡眠深度不够，不能消除疲劳、恢复体力与精力为主要特征的一种病证。主要表现为睡眠时间、深度的不足，轻者入睡困难，或寐而不酣，时寐时醒，或醒后不能再寐，重则彻夜不寐。由于睡眠时间及深度、质量的不够，致使醒后不能消除疲劳，表现为头昏、头痛、神疲乏力、心悸、健忘，甚至心神不宁等症状，常影响人们的正常工作、生活、学习，是临床的常见疾病。可见于西医学的神经官能症、各种疾病导致的抑郁症等。

一、历史沿革

失眠在《内经》中称为"目不瞑""不得眠""不得卧"。中医学认为失眠原因主要有两种：一是其他病证影响，如咳嗽、呕吐、腹满等，使人不得安卧；二是气血阴阳失和，使人不能入寐，如《素问·病能论》曰："人有卧而有所不安者，何也？……脏有所伤，及精有所寄则安，故人不能悬其病也。"《素问·逆调论》还记载有"胃不和则卧不安"。《难经》最早提出"不寐"这一病名，《难经·

四十六难》认为老人不寐的病机为"血气衰，肌肉不滑，营卫之道涩，故昼日不能精，夜不得寐也"。汉代张仲景在《伤寒论》及《金匮要略》中记载了用黄连阿胶汤及酸枣仁汤治疗失眠，至今仍有临床应用价值。《古今医统大全·不得卧》较详细地分析了失眠的病因病机，并对临床表现及其治疗原则做了较为详细的论述。张景岳《景岳全书·不寐》较全面地归纳和总结了不寐的病因病机及其辨证施治方法。病因病机方面，认为"寐本乎阴，神其主也，神安则寐，神不安则不寐，其所以不安者，一由邪气之扰，一由营气之不足耳"，还认为"饮浓茶则不寐，心有事亦不寐者，以心气之被伐也"。论治方面，"无邪而不寐者……宜以养营养气为主治……即有微痰微火，皆不必顾，只宜培养气血，血气复则诸证自退，若兼顾而杂治之，则十曝一寒，病必难愈，渐至元神俱竭而不可救者有矣"；"有邪而不寐者，去其邪而神自安也"。《医宗必读·不得卧》将失眠原因概括为"一曰气盛，一曰阴虚，一曰痰滞，一曰水停，一曰胃不和"五个方面。《医效秘传·不得眠》将病后失眠病机分析为："夜以阴为主，阴气盛则目闭而安卧，若阴虚为阳所胜，则终夜烦扰而不眠也。心藏神，大汗后则阳气虚，故不眠。心主血，大下后则阴气弱，故不眠。热病邪热盛，神不精，故不眠。新瘥后，阴气未复，故不眠。若汗出鼻干而不得眠者，又为邪入表也。"

二、病因病机

人的正常睡眠系由心所主，可涉及肝、脾、肾、胆等多个脏腑，多夹杂痰、火、瘀等其他病理因素，以饮食不节、情志失常、劳逸失调、体虚失养等内伤病因居多。其病理变化总属阳盛阴衰，阴阳失交。

1. 饮食不节　《素问·逆调论》提出："胃不和则卧不安。"后世医家引申为凡脾胃不和，痰湿、食滞内扰，以致寐寝不安者均属于此。《张氏医通·不得卧》又进一步阐明："脉数滑有力不眠者，中有宿食痰火，此为胃不和则卧不安也。"指出饮食不节，肠胃受伤，宿食停滞，酿为痰热，壅遏于中，痰热上扰，胃气不和，以致不得安寐。

脾主升清，胃主降浊，胃以通为顺、以降为和，若饮食停积致胃失和降，而胃络通心，因而出现卧不安；脾胃失和则运化失常，湿浊内停，聚而为痰，痰湿内阻，故而神不守舍、夜寐不宁。此外，浓茶、咖啡、烟酒之类饮料也是造成不寐的因素。

2. 情志失常　明代张景岳在《景岳全书·不寐》中言："寐本乎阴，神其主也。神安则寐，神不安则不寐。"《张氏医通》曰："平人不得卧，多起于劳心思虑，喜怒惊恐。"喜怒哀乐等情志过极均可导致脏腑功能的失调而发生不寐。或由情志不遂，暴怒伤肝，肝气郁结，肝郁化火，邪火扰动心神，神不安而不寐；或由五志过极，心火内炽，扰动心神而不寐；或由喜笑无度，心神激动，神魂不安而不寐；或由暴受惊恐，导致心虚胆怯，神魂不安，夜不能寐。

随着社会的发展，竞争的日趋激烈和生活节奏的日渐加快，学习、就业、失业的威胁以及复杂紧张的人际关系等方面的精神压力，成为现代人失眠的最常见原因。

3. 劳逸失调　《类证治裁·不寐》说："思虑伤脾，脾血亏损，经年不寐。"《景岳全书·不寐》又云:"劳倦、思虑太过者,必致血液耗亡,神魂无主,所以不寐。"可见劳倦太过则伤脾,过逸少动亦致脾虚气弱,运化不健,气血生化乏源,以致心神失养而失眠。或因思虑过度,伤及心脾,心伤则心血暗耗,神不守舍;脾伤则食少、纳呆,生化之源不足,营血亏虚,不能上奉于心,致心神不安而失眠。

4. 体虚失养 《灵枢·营卫生会》曰:"老人之不夜瞑者,何气使然?""老者之气血衰,其肌肉枯,气道涩。五脏之气相搏,其营气衰少而卫气内伐,故昼不精,夜不瞑。"《景岳全书·不寐》中说:"无邪而不寐者,必营气之不足也,营主血,血虚则无以养心,心虚则神不守舍。"可见,年迈血少,久病血虚,均可引起心血不足,心失所养,心神不安而不寐。亦可因年迈体虚、阴阳亏虚而致不寐。若素体阴虚,兼因房劳过度,肾阴耗伤,阴衰于下,不能上奉于心,水火不济,心火独亢,火盛神动,心神失交而神志不宁。

三、辨证要点

1. 辨虚实 本病辨证首分虚实。实者多为邪热扰心,表现为心烦易怒,口苦咽干,便秘溲赤,舌红苔黄,脉数;虚者多属阴血不足,心失所养,表现多有体质瘦弱,神疲乏力,心悸健忘,舌淡苔薄,脉细。

2. 辨脏腑 急躁易怒而不寐,多为肝火内扰;脘闷苔腻而不寐,多为痰热内盛;心烦心悸,头晕健忘而不寐,多为阴虚火旺,心肾不交;面色少华,肢倦神疲而不寐,多属心脾两虚。

四、治疗原则

《灵枢·邪客》认为治疗失眠应"补其不足，泻其有余，调其虚实，以通其道，而去其邪"。补虚泻实，调整脏腑阴阳是失眠总的治疗原则，阴虚者补之，阳盛者泻之，外邪阻碍者通之，阴平阳秘，精神乃治，阴阳交泰，起居有常。

五、辨证论治

对不寐的辨证分型，历来没有统一的标准。《伤寒论》中记载失眠证涉及热扰胸膈、内热炽盛、阴虚火旺、胃津亏损、阴血亏虚、阴盛阳脱六个方面。近代施今墨先生将之分为九类：心肾不交、血不上荣、脑肾不足、心阳亢盛、阴虚不眠、阳虚不眠、胃实不眠、胆热不眠、肝经受病。陈美华教授将不寐归纳为肝火扰心、痰瘀内扰、心脾两虚、心肾不交四个证型。

1. 肝火扰心

主症：不寐多梦，甚则彻夜不眠，急躁易怒，伴头晕头胀，目赤耳鸣，口干而苦，不思饮食，便秘溲赤。舌红苔黄，脉弦而数。

治法：疏肝泻火，镇心安神。

代表方：龙胆泻肝汤加减。

黄芩、栀子、龙胆草清泻肝火，柴胡疏肝解郁，当归、生地黄滋阴柔肝，加茯神、远志、龙骨、牡蛎以镇心安神，共奏清泻肝火、镇心安神功效。胸闷胁胀，善太息者，加香附、郁金、延胡索；口干少津，加沙参、麦冬；大便秘结加大黄、芒硝。

2. 痰瘀内扰

主症：心烦不寐，胸闷脘痞，泛恶嗳气，伴口苦，头重，目眩。舌偏红，苔黄腻，脉滑数。

治法：清化痰热，和中安神。

代表方：温胆汤加味。

半夏、陈皮、茯苓、枳实健脾化痰，理气和胃；黄连、竹茹清心降火；龙齿、珍珠母、磁石镇惊安神。若伴胸闷嗳气，脘腹胀满，大便不爽，苔腻脉滑，加半夏秫米汤和胃健脾，以决渎壅塞，交通阴阳，和胃降气；若饮食停滞，胃中不和，再加神曲、焦山楂、莱菔子以消导和中；若宿食停滞较甚，见有嗳腐吞酸，脘腹胀痛，用保和丸以和中安神；若经久不寐，或彻夜不寐，大便秘结者，用礞石滚痰丸降火泻热，逐痰安神。

3. 心脾两虚

主症：不易入睡，多梦易醒，心悸健忘，神疲食少，伴头晕目眩，四肢倦怠，腹胀便溏，面色少华。舌淡苔薄，脉细无力。

治法：补益心脾，养血安神。

代表方：归脾汤加减。

人参、白术、甘草以益气健脾；当归、黄芪以补气生血；远志、酸枣仁、茯神、龙眼肉补心益脾安神；木香行气舒脾。若心血不足较甚者，加熟地黄、芍药、阿胶以养心血；不寐较重者，加五味子、首乌藤、合欢皮、柏子仁养心安神，或加生龙骨、生牡蛎、琥珀末以镇静安神。兼见脘闷纳呆、苔腻，重用白术，加苍术、半夏、陈皮、茯苓、厚朴以健脾燥湿，理气化痰。若产后虚烦不寐，或老人夜寐早醒而无虚烦者，多属气血不足，亦可用本方。

4. 心肾不交

主症：心烦不寐，入睡困难，心悸多梦，伴头晕耳鸣，腰膝酸软，潮热盗汗，五心烦热，咽干少津，男子遗精，女子月经不调。舌红少苔，脉细数。

治法：滋阴降火，交通心肾。

代表方：六味地黄丸合交泰丸加减。

六味地黄丸滋肾阴，交泰丸清心火。熟地黄、山萸肉、山药滋补肝肾，填精益髓；泽泻、茯苓、牡丹皮健脾渗湿；黄连清心降火；肉桂引火归原。心阴不足为主者，可加用天王补心丹；彻夜不眠者，可加用朱砂、磁石、龙骨重镇安神。

六、临证备要

1. 胸痹心痛合并失眠的治疗经验　冠状动脉粥样硬化性心脏病是临床常见病、多发病，是一种终身性疾病，病程长，易反复发作。陈美华教授通过长期的临床实践观察发现胸痹心痛患者伴发失眠的不在少数，而失眠常易导致胸痹心痛发作次数增加，程度加重，胸痹心痛的发作反过来又加重失眠，二者常易形成恶性循环，从而加重病情。

中医学认为入睡为阳与阴交，阴阳互相协调，然后处于相对安静的状态。如心神不养，阴虚不受阳纳，或因邪气扰乱，阳盛不入阴，则可导致阴阳不交。失眠一证多为阳盛阴虚、阴阳失交所致。正如《类证治裁·不寐论》所说，阳气由动转化为静则"寐"，而阴气由静转化为动则"寤"。如果由于各种原因破坏了这种阴阳动静的转化规律，就会导致失眠。从胸痹心痛及失眠的病因病机来看，胸痹心痛的"阳微阴弦"与失眠之阴阳不交、心神失养、心神不安是可以相互影响的。陈美华教授通过长期的临床观察发现心病患者多伴情志之病：肝主气机，恼怒伤肝，肝失疏泄，气机郁滞，化火伤阴，肝血亏虚，心失所养；忧愁思虑，肝气郁结，郁而不达，肝气横逆犯脾，脾不健运，气血生化乏源，气血不足，心神失养；或情绪激动、耗散心神，而心主血脉，心神失养故易发失眠。其病机总属心脉痹阻，肝血暗耗，心血亦亏，虚火上扰。

基于以上对胸痹心痛合并失眠的患者的中医病因病机的认识，陈美华教授主张对此类患者治宜活血通痹、疏肝养心安神为法。临床上陈美华教授常常以酸枣仁汤加减治疗。酸枣仁汤出自汉代张仲景《金匮要略》，功能补虚养血清热、除烦养心安神，主治虚劳虚烦不得眠，心悸怔忡等。加减酸枣仁汤基本方：茯苓 15g，川芎 15g，甘草 6g，酸枣仁 18g，丹参 15g，远志 15g，当归 12g，首乌藤 15g，或易茯苓为茯神 15g。胸痛明显者加延胡索 12g，赤芍 10g；偏阴虚火旺甚者，应加入生地黄 12g，麦冬 12g；睡眠时易惊，心悸梦多，可加龙齿 20g，党参 15g；胸闷纳呆、咳痰者加法半夏 10g，陈皮 6g，瓜蒌 15g，薤白 10g。本方以酸枣仁为君，因老年血气衰，酸枣仁能养肝阴而安神魂。胸痹患者，多痰瘀阻络，病症互参，丹参、当归、川芎活血养血、行气止痛，茯苓、半夏、陈皮、瓜蒌、薤白健脾祛湿、化痰宽胸，远志养心安神。诸药合用，共奏补肝血、养心神、活血通络、解郁定志之功。

2. 郁证伴不寐的中医治疗 当代社会竞争激烈、人际关系复杂、就业压力大等多种因素造成精神紧张、心情压抑、情志不遂，导致了郁证的发生，而郁证患者多伴有不寐的症状。西医学研究认为，突然、强烈或长期持久的情志刺激，能使机体的某些功能失调，其中大脑的功能调节失常，导致颅内神经递质紊乱，当大脑兴奋和受刺激时会大量释放神经递质多巴胺，导致中枢神经递质多巴胺的浓度大幅度增加，使大脑的皮质兴奋则造成不寐。

陈美华教授认为，治疗郁证伴有不寐者应分虚实，虚则以调养心脾为主，实则以调肝、枢转少阳论治，使气血畅通，阴阳调和，魂得归，神乃藏，不寐则愈。

《类证治裁·不寐》说："思虑伤脾，脾血亏损，经年不寐。"《景岳全书》中也指出"劳倦思虑太过者，必致血液耗亡，神魂无主，所以不寐"。可见思虑劳倦太过，伤及心脾，心伤则阴血暗耗，神不守舍；脾伤则食少纳呆，生化之源不足，气血亏虚，不能上奉于心，以致心神不安。心脾两虚者症见：不易入睡，多梦易醒，心悸健忘，神疲食少，伴头晕目眩，四肢倦怠，腹胀便溏，面色少华，舌淡苔薄，脉细无力。治疗上当补益心脾，养血安神。以气虚为主者可以四君子汤或补中益气汤加减；血虚则多用归脾汤、甘麦大枣汤加减以益气补血，健脾养心。

周学海则说："凡脏腑十二经之气化，皆必藉肝胆之气以鼓舞之，始能调畅而不病。"肝藏血，主疏泄，只有肝气条达，藏血充沛，才能魂随神往，功能正常；如果肝气郁结，肝失疏泄，魂不能随神活动，则夜寐不安、多梦。《素问·刺热论》说："肝热病者，热争，则狂言乃惊，胁满痛，手足躁，不得安卧。"说明肝经有热，魂不安藏，故而不得安卧，肝经湿热可内扰神魂而病不寐。肝郁气滞，则四逆散加减以疏肝解郁；肝经有热则予丹栀逍遥散加减，疏肝清热养血；肝经湿热者可予龙胆泻肝汤加减以清利肝胆湿热。

《素问·阴阳离合论》说："是故三阳之离合也，太阳为开，阳明为阖，少阳为枢。"少阳主肝胆与三焦，可调节气机，沟通表里，燮理阴阳。"少阳为枢"就是说：一则可以枢转邪气，将阳明或少阳之邪通过经脉的联系，枢转到太阳而解；二是条畅气机，使周身气机运行畅达；三是通调水道，使三焦通利，津液代谢顺畅。少阳主枢在生理状态下沟通表里、枢转邪气、条畅气机、输布水液、燮理阴阳，维持人体正常的生理功能，其中也包括对正常睡眠的调节。倘少阳枢机不利，一则枢转邪气不利，则外邪迁延，病久不解，病家"常默默，但欲卧不能卧"；二则气机不畅，胆气郁遏，气郁化火，胆火扰心则不寐；三则水道不利，化湿生痰，痰浊上蒙清窍，脑神被扰故不寐。胆火上炎者临床多表现为失眠多梦、头晕头痛、焦虑、嘈杂吞酸、懒动嗜卧、易激惹、心烦多怒，同时多伴有耳鸣、口苦咽干、胸胁苦满、舌红苔黄、脉弦等症状。治以清泄少阳，透郁达邪，以小柴胡汤加牡丹皮、郁金、栀子、百合等。少阳郁遏、相火失宣者多表现为似睡非睡、易于惊醒、情绪低落、心情沮丧、思维迟钝、记忆减退、疲乏无力、手足厥冷、胸胁苦满、口苦、脉弦等症状。治以开宣枢机、透郁达邪、养心宁神，方拟小柴胡汤合安神定志丸加减。痰火扰心者症见心烦失眠，寐则噩梦纷纭，易惊易醒，兼见胸中躁动烦热，时时悸动，脘腹痞满，饮食少思，或见头痛，面红，目赤，口渴喜冷饮，小便赤热，或见精神抑郁，或见性情急躁，甚则时悲时喜，言语无伦，或兼咳嗽痰多，恶心呕吐，舌质红绛，脉弦大滑数。治当枢解少阳、化痰清热，方拟黄连温胆汤加减。

七、验案举隅

案1

林某，女，55岁，工人。2011年3月5日就诊。患者失眠2年余，多次就诊于多家诊所，予六味地黄丸、归脾丸、谷维素等养阴、补血及调节自主神经功能的药物后，未见好转。刻下：寐差，纳尚可，二便调。舌质紫暗，脉涩。

辨证：瘀血内阻，心神失养。

治法：活血化瘀，宁心安神。

处方：血府逐瘀汤加减。

当归9g，生地黄12g，桃仁9g，牛膝10g，丹参15g，柴胡9g，枳壳12g，赤芍15g，炒枣仁18g，琥珀3g，首乌藤15g，甘草3g。

7剂，水煎服，日一剂，早晚温服。

二诊：药后患者睡眠改善，效不更方，原方继续服用14剂后而病愈。随访半年，再无复发。

【按】血府逐瘀汤出自《医林改错》，为清代名医王清任所创，具有活血化瘀、行气止痛功效，常用于治疗胸中、血府血瘀之证。陈美华教授常用此方治疗顽固性失眠，证属瘀血内阻者，每获佳效。

案2

黄某，女，60岁，2011年3月5日就诊。病史：5年前配偶去世后，出现不寐，每晚只能睡 3 小时左右，伴胸胁胀闷，梦多，喜叹息，疲乏，口干苦，纳呆。舌淡红，苔薄白，脉弦细。

辨证：肝郁化火，心神不宁。

治法：疏肝泄热，宁心安神。

处方：丹栀逍遥散加减。

牡丹皮 12g，炒栀子 9g，当归尾 6g，白芍 15g，柴胡 9g，茯神 15g，白术 9g，黄连 3g，郁金 9g，枳壳 9g，龙齿 15g（先煎），甘草 3g。

7 剂，水煎服，日 1 剂，分两次温服。

二诊：药后不寐改善，食量大增。效不更方，续服 7 剂，并嘱患者适当进行锻炼后，诸症皆除。

【按】 肝体阴而用阳，性喜条达而恶抑郁。若情志不畅，则肝失条达，疏泄失常，进而肝气郁结，气机不畅，郁而化火，故予丹栀逍遥散疏肝气、泻肝火、宁心神，故收佳效。

案 3

张某，女，52 岁。反复失眠 2 年，夜寐清浅易惊，醒后难以再次入睡，曾自行服用褪黑素等药物，未见好转，伴心慌、胸闷、口苦、咽干、大便不畅，小便调。舌质红，苔黄腻，脉弦。

辨证：痰郁生热，痰热扰心。

治法：清化痰热，和中安神。

处方：温胆汤加减。

黄连 5g，法半夏 9g，陈皮 10g，茯苓 10g，甘草 5g，竹茹 10g，枳壳 12g，石菖蒲 10g，郁金 10g，白扁豆 9g，首乌藤 9g。

3剂，日一剂，水煎服，分两次温服。

二诊：药后不寐改善。效不更方，续服7剂，并嘱患者清淡饮食、条畅情志。

【**按**】本例患者因长期失眠导致肝气郁滞而心情烦闷，肝郁乘脾，脾失健运，聚湿成痰，痰气互结，郁久化热，痰热上扰心神则出现虚烦不眠、心慌、多梦等症。肝失疏泄致胆胃不和，胃气上逆则口苦、咽干。舌红苔黄腻、脉弦为痰热内扰之象。故用温胆汤清化热痰，加石菖蒲、郁金、首乌藤舒郁安神。恶心、口苦、惊恐、咽不利、脉弦或滑等症状是应用温胆汤的特殊指征，凡见一二症即可大胆使用，不必诸症悉具。不寐之痰热扰心证在临床治疗中应注意以下几点：第一，疏肝解郁。今人多情志不遂，肝郁气滞，加之疾病又加重肝郁，故应注重疏泄肝气，调节情志。第二，理气化痰。气滞则津液不布，聚湿生痰，加之人们饮食不节，暴饮暴食，嗜食肥甘而致宿食停滞，脾胃受损，酿生痰热，故当以行气治痰为要。第三，劳逸有度。劳倦太过则伤脾，过逸少动亦致脾虚气弱，运化不健则气血生化乏源，不能上奉于心而致心神失养，故应劳逸适度，以免心脾不足而加重病情。第四，临证中根据病情轻重选择用药。轻者可加川楝子、郁金疏肝调畅气机，首乌藤、酸枣仁养血安神；重者可用生磁石、珍珠母重镇安神。

案4

黄某，男，46岁。诉反复失眠1年，易早醒，每于清晨醒来觉头晕昏蒙不清，平素性情急躁，口干，纳尚可，二便调。舌红、边有齿痕，苔薄白，脉细。

辨证： 肝郁脾虚，痰湿内阻。

治法： 疏肝健脾，芳香化湿。

北柴胡 9g，太子参 10g，佩兰 10g，荷叶 9g，决明子 15g，白术 9g，丹参 12g，红曲 1 袋，绞股蓝 15g，炒栀子 10g，郁金 6g，炒白芍 9g，酸枣仁 12g，天麻 12g。

7 剂，日 1 剂，水煎服，分两次温服。

二诊： 药后不寐改善，效不更方，续服 7 剂。

【按】 不寐的产生主要是由于人体阴阳失调所致，"阴静阳躁"（《素问·阴阳应象大论》）。凡因各种原因造成阳动过盛或阴静不足，均可导致不寐。本例中年患者，肝郁脾虚，痰湿中阻，故予柴胡、白芍、郁金疏肝，天麻、栀子、决明子清肝，佐以佩兰、荷叶、绞股蓝化湿，白术、太子参、红曲健脾益气。

临证漫话

中医心病从肝论治

中医心病涵盖眩晕、胸痹心痛、心衰、心悸等，陈美华教授治疗从中医的"肝"论治。主要从以下三个方面论述。

一、理论依据

《四季摄生图》释义："肝者，干也。"以其似树木之主干最能干扰身体各部也。肝为风木之脏，主升主动，体阴而用阳，性喜条达而恶抑郁；其在华为爪，在体合筋，在窍为目，在液为泪，在志为怒。心为神之居、血之主、脉之宗；其华在面，在体合脉，在窍为舌，在液为汗，在志为喜。两者在五脏中均属阳脏，以动为主。

从五行学说来分析，肝在五行属木，为五脏之首，与肾同源，亦为肾之子，赖肾水的滋养；心在五行属火，肝为心之母，即介于水火之间，心火之下降及肾水之上升，均以肝为枢纽；肝的功能失常，心的功能就受损，二者相互滋生，相互制约。中医七情学说也认为：如果七情变化过激、过急、过久，超越了肝的调节限度时，就会打破机体内在的平衡状态，出现肝失疏泄、气机逆乱，从而影响心。所以心病与肝的功能失常密切相关。

从气血来分析，肝藏血、心主血，心血得肝气的疏泄才能循环正常，濡养周身；肝得心血滋养，则肝阴充足，肝阳才能不亢。在病理上两者互相影响，如肝血不足，心阴亦常不足，故常见头晕目眩、惊悸、失眠多梦等心病证候；心阴不足，虚火内盛，肝阴亦会被灼，故除见心烦、失眠外，亦常见急躁易怒、头晕目赤等肝病证候。

从六经来看，足厥阴肝经与足少阳胆经相互络属于肝与胆，互为表里，其循行分布最广。而胆经经别"上肝贯心"（《灵枢·经别》），从经络上说胆与心通，肝胆互为表里，故肝也与心通。

二、病机

肝气疏通，畅达全身气机，进而促进精血津液的运行输布、脾胃之气的升降、胆汁的分泌排泄以及情志的舒畅。《医学衷中参西录》提到"肝气能下达，故能助肾之疏泄"；肝气升发舒展，则能助脾胃之运化、心肺之宣散，运行气血，并运载津液之清者，以输送、敷布至肌腠、皮毛等组织器官，在完成其滋养作用后，其气化的产物，出于肌肤为汗，出于孔窍为泪、为涕、为唾、为涎等。津液之浊者，注入膀胱为尿液，经气化排出体外，故尤在泾在《金匮要略心典》说："肝喜冲逆而主疏泄，水液随之上下也。"黄元御亦谓："粪溺疏泄，其职在肝，以肝性发扬……冲决二阳，行其疏泄，催以风也，故传送无阻。"（《素问微蕴·噎膈解》）张志聪在《黄帝内经素问集注》中亦提到："小便频数而不利者，厥阴之气不化也。"

肝失疏泄致心病的病机可以从以下几方面说明：

1. 肝之气机不畅，气不行津，津液输布失常，水湿痰饮内停，可见水肿，致心衰病的发生。

2. 气机郁结，血行不畅，"血不利则为水"（《金匮要略·水气病脉证并治》），化生瘀血、水饮。唐容川《血证论》曰："水为血之倡，气行则水行，水行则血行"。《难经·二十四难》曰："脉不通则血不流。"同时《医门法律》亦指出："瘀血化水，赤缕外现，其水不去，势必不瘀之血亦尽化为水矣。"可见血瘀与水饮之邪可互相影响，临床上可见心悸、眩晕等症状。

3. 肝病及脾，土虚木郁，脾失健运，水饮内停。《金匮要略论注》提到"肝木侮土，则土衰而水浊"，可见肝病可产生痰水等病理产物，或水停为腹胀，或水蓄为水肿，正如徐彬在《金匮要略论注》中所说："肝气少舒，舒则阳明气畅……而小便续通。"可见肝气舒，则小便通利，肿胀自消，有利于心衰病的治疗。

4. 胆汁为肝之余气所化，肝失疏泄，胆汁化生不足或排泄不畅，影响脾胃运化腐熟食物，则水谷精微化生乏源，气血不足，而见气短、心悸。

5. 肝失疏泄，肝郁化火，扰动心神，可致失眠、烦躁。

6. 肝藏血，体阴而用阳，若肝不藏血，阴亏阳亢，日久心阴受损，心神失养，亦可见心悸、烦躁。而肝疏泄功能不及，通常由于肝经受寒，大怒伤肝，肝气运行不畅，或肝阳气虚损，影响中焦的运化功能，同样不能"助肾之疏泄"，故"三焦不泻，津液不化，水谷并行肠胃中，别于回肠，留于下焦，不得渗膀胱，则下焦胀，水溢则为水肿"（《灵枢·五癃津液别》）。

三、辨证论治

1. 肝肾阴虚，肝阳上亢 症见眩晕头痛，腰腿酸软，口咽干燥，心悸失眠，烦躁易怒，耳鸣健忘，舌红，苔薄黄，脉弦细数。治以补益肝肾，平肝潜阳，方拟六味地黄丸合天麻钩藤饮化裁。主要药物组成：熟地黄、山药、山茱萸、茯苓、泽泻、牡丹皮、天麻、钩藤、石决明、桑寄生、首乌藤、益母草、杜仲。

2. 肝郁脾虚，心失所养 症见两胁作痛，头痛眩晕，口燥咽干，神疲，食少，便溏，或月经不调，乳房胀痛，脉弦而虚。治以疏肝解郁，养血健脾，方拟逍遥散加减。主要药物组成：柴胡、芍药、白术、当归、茯苓、甘草、川芎。

3. 肝火亢盛，痰火扰心 症见头痛目赤，胁痛，口苦，耳聋，耳肿，或见手足抽搐，发为痉厥，甚则神昏，舌红苔黄，脉弦数。治以清肝泻火，增液舒筋，方拟羚角钩藤汤合龙胆泻肝汤加减。主要药物组成：龙胆草、炒栀子、黄芩、柴胡、生地黄、白芍、水牛角。

4. 肝气郁结，痰瘀内阻 症见头目、两胁胀痛或刺痛，情志抑郁易怒，胸闷喜太息，脘腹胀满疼痛，舌质暗红或有瘀点瘀斑，苔黄或黄腻，脉象弦涩或弦滑。治以疏肝理气，活血化痰，方拟柴胡疏肝散合涤痰汤化裁。主要药物组成：柴胡、川芎、香附、枳壳、陈皮、制半夏、茯苓、竹茹、石菖蒲、川楝子、延胡索。

痰瘀同病治疗法则

一、中医理论基础

古人提出的"凝痰聚瘀""痰多能瘀脉也""痰瘀同源""痰瘀同病""痰瘀同治"是治疗心脑疾病常用的理论及诊治方法。痰与瘀均是津液的病变，两者异中有同，《内经》认为"津血同源"，津液与血均来源于中焦，津液入脉化为赤血，《灵枢·营卫生会》："中焦亦并胃中，出上焦之后。此所受气者，泌糟粕，蒸津液，化其精微，上注于肺脉，乃化而为血，以奉生身，莫贵于此。"凡寒热、气虚、气滞、外伤皆可致血液郁滞，而出现血瘀。《三因极一病证方论》说："人之有痰饮病者，由荣卫不清，气血败浊，凝结而成也。内则七情泊乱，脏气不行，郁而生涎，涎结为饮，为内所因；外有六淫侵冒，玄府不通，当汗不泄，蓄而为因，为外所因；或饮食过伤，嗜欲无度，叫呼疲极，运动失宜，津液不行，聚为痰饮，属不内外因。"《诸病源候论》说："痰饮者，由气脉闭塞，津液不通，水饮气停在胸腑，结而成痰。"这是痰瘀同源同病的最早记载。《古今医鉴》曰："心脾痛者，素有顽痰、死血。"《灵枢·百病始生》曰："凝血蕴里而不散，津液涩渗，著而不去而积成矣。"《丹溪心法》曰："肺胀而咳，或左或右，不得眠，此痰夹瘀血碍气而病。"《血证论·阴阳水火气血论》云："若水质一停，则气便阻滞……血虚则精竭水结，痰凝不散。"又曰："瘀血既久，亦能化为痰水。"清代李用粹《证治汇补·提纲门·中风》中用三化汤"治中脏，风痰瘀塞脏腑，大便不通，人壮实者"，说明了痰瘀互结致病的思想。清代喻昌《医门法律·虚劳门·虚劳脉论》指出了肝因痰瘀致病及其治法，如"若肝有积痰瘀血，结热而劳瘵者，其太冲脉必与冲阳脉不相应，宜以补阴药，吞当归龙荟丸"，体现了古人在治疗中运用痰瘀同治的思想。近年来，中医学者进行了许多有关痰瘀同病、同治的临床研究：关幼波提出"痰与血同属阴，易于交结凝固"，"治痰要治血，血活则痰化"；王永炎对中风急性期患者也采用痰瘀同治法，当腑气不通时给化痰通腑饮，腑气通后再用清热化痰通络汤；在老年病研究方面，张跃华提出"痰瘀互结是造成老年病反复发作，缠绵难愈，虚实夹杂，多脏腑同病的重要因素"；沈宝藩经多年临床观察发现，内科疑难杂症及慢性疾病，均有不同程度的夹痰夹瘀，而运用痰瘀同治法施治，确有疗效。《丹溪心法》指出："痰夹瘀血，遂成窠囊。"痰阻则血难行，血凝则痰难化。瘀血内阻，久必生痰，痰致之则血瘀，旺而益伤血。目前，在中医临床诊断时，已有血瘀证、痰证的诊断标准。而痰瘀同病的临床表现不仅有痰证、血瘀证各自证候，且两者相互交结，在病机上互为因果，证候表现也有一定的特点。

二、陈美华教授痰瘀同病学术思想

由于南方人的体质及所处的地气潮湿等原因，故体内易生痰湿，而"痰"是"瘀"的初起阶段，"瘀"是"痰"的进一步发展。因此，在治疗心脑血管病时，陈美华教授尤其重视治疗痰和瘀。痰、瘀既是病理产物，也是致病因素，它们的形成与情志、外邪、饮食、年龄有着密切的关系，这些因素均可导致阴阳气血失调而产生痰瘀，痰瘀痹阻脉道，则会发为心痛、胸痹、真心痛、中风等病证，因此痰瘀是病理产物，而同时它们也能耗伤气血、化火生风成为致病因素。治疗时"伏其所主，必先其所因"，化痰祛瘀，活血通络是原则。由于"气滞则痰凝、气行则血行"，所以"补气、行气"有助于化痰祛瘀，在治疗中不可不用。

然"痰瘀同病"的表现不尽相同，若均可见形体肥胖、舌苔厚腻、口淡无味、渴不欲饮、雨天诱发或加剧、面色晦暗、肌肤甲错、痛有定处、静脉怒张、舌有瘀斑等症，则辨痰瘀之证非常容易，但临床上并非如此。人的体质有寒热虚实之不同，特别是脾胃功能有强有弱。脾胃是后天之本，它的虚实常常影响着疾病的转归，也影响着痰瘀证的转化。脾阳素虚者易寒化，而见胸腹冷痛、面色㿠白、喜热恶冷、大便稀溏，舌体淡胖、边有齿印，苔白厚腻或松浮剥脱；胃阳素盛者易热化，可见嗳腐吞酸、恶心欲呕、胸脘灼热、心烦寐差，舌红苔黄腻，脉弦数。痰瘀之证，随着脾胃功能的变化，可有不同的兼证，而使病情复杂化，治疗之时，病情越复杂，越要顾护胃气。

瘀血、痰浊均可化风，此为内风，既可致虚风，亦可致实风。痰瘀所致的虚风为痰湿阻滞经脉气机，致津液不化，若遇阴虚之体，则更易耗伤津液，致阴血更伤，虚风内动，症见面色无华、头摇肢动、手足震颤、舌淡或红而少苔、脉弦细，常伴有双目干涩、视物模糊、眩晕耳鸣、失眠等症。治之宜"养"，因此，"补血养阴"以息风是其治法，如增液汤、四物汤或鸡血藤均可配合使用。痰瘀所致的实风，为痰瘀化热，热极生风，症见高热烦渴、神志昏迷、四肢抽搐、口干面红、舌红苔黄、脉弦数，治之当"清"，清热息风，诸如黄连、黄芩、水牛角、羚羊角（代）、天竺黄、泽兰、牡丹皮、丹参、地龙之类可加减使用。亦有虚实夹杂之风，为阴虚阳亢，肝阳化风，症见头痛眩晕，肢体震颤、麻木，言语不利，步履不稳，舌绛，脉弦细，甚则突然跌倒，不省人事，口眼㖞斜，半身不遂，此类风证当"息"，如龙骨、牡蛎、赭石、琥珀、钩藤、天麻、石决明、白蒺藜等可随证加减。

总之，由于痰瘀同病有多种变化，其治疗当以化痰祛瘀、理气活血为主法，兼顾胃气，随人的体质不同，随其变生之证，斟酌用药。

三、辨证论治

1. 气虚血瘀痰阻　胸部隐痛，胸闷，头晕，遇劳则作，心悸怔忡，气短乏力，神疲肢倦，纳呆，舌质胖紫，苔白腻，脉细涩。治法：益气祛痰，活血化痰。方药：自拟补气通脉汤加减（黄芪20g，党参10g，川芎6g，当归尾9g，制半夏12g，全瓜蒌10g，薤白10g，橘红8g，白术12g，茯苓15g，炙甘草3g）。气虚甚者，易党参为生晒参；心悸怔忡甚者，加生龙骨、生牡蛎、远志；若兼腰膝酸软、肾精不足者，加黄精、山茱萸、生地黄。

2. 气滞血瘀痰阻　头晕，心前区闷痛，胸闷如窒，心悸，常喜叹息，夜寐欠安，舌质紫暗或瘀点，舌苔厚腻，脉弦滑有力。治法：宽胸化痰，活血通络。方药：自拟二陈化瘀汤加减（法半夏12g，厚朴12g，石菖蒲15g，陈皮8g，红花10g，赤芍10g，降香6g，川芎

6g，桃仁 8g，郁金 9g）。血瘀征象重者，加三七粉冲服；伴畏寒肢冷者，加桂枝、细辛、薤白等。

3. **阴虚血瘀痰阻** 胸闷隐痛间作，心悸怔忡，头晕，耳鸣，心烦少寐，口干舌燥，舌红或紫暗有瘀斑，苔少或稍腻，脉细滑。治法：滋阴通脉，活血化痰。方药：自拟二参养阴汤加减（太子参 20g，丹参 15g，生地黄 15g，麦冬 15g，玉竹 10g，五味子 6g，红花 10g，远志 10g，蜜酸枣仁 15g，石菖蒲 10g）。头晕耳鸣、血压偏高者，合天麻钩藤饮加减；胸闷心痛、痰瘀明显者，加瓜蒌、薤白、郁金、川芎。

4. **阳虚血瘀痰阻** 胸部闷痛，或心痛如绞，甚者痛引肩背，疼痛时缓时急，遇寒加剧，头晕，伴有咳唾痰涎，心悸，气短，舌质胖嫩，苔白腻，脉弦迟。治法：温阳宣痹，活血化痰。方药：枳实薤白桂枝汤加减（枳实 10g，薤白 12g，桂枝 8g，法半夏 12g，细辛 3g，川芎 10g，陈皮 12g，茯苓 10g，丹参 15g）。若形寒肢冷者，加制附子、肉桂；心前区刺痛者，加失笑散。

5. **寒凝血瘀痰阻** 猝然心痛如割如绞，或心痛彻背，背痛彻心，伴有形寒，心悸，气短，手足不温，常因气候变冷或感寒而诱发，苔薄白，脉沉紧。治法：辛温散寒，活血止痛。方药：自拟瓜蒌薤白通瘀汤加减（桂枝 12g，瓜蒌 20g，当归 12g，郁金 9g，制半夏 9g，陈皮 6g，茯苓 12g，炙甘草 3g，川芎 6g，薤白 12g，枳实 8g，丹参 15g）。

6. **痰热血瘀** 心前区疼痛，胸闷脘痛，心悸，烦躁，呕恶口苦，尿黄便结，舌质暗红，苔黄腻，脉滑数。治法：清热化痰，祛瘀通络。方药：黄连温胆汤加味（黄连 10g，竹茹 10g，枳实 10g，陈皮 12g，茯苓 12g，法半夏 10g，甘草 6g，丹参 15g，川芎 6g）。痰热甚兼大便不通者，加瓜蒌；口苦心烦明显者，加炒栀子、莲子心；痰多胸闷者，加郁金、降香。

呆病治疗重在化痰活血

中医学的"呆病""健忘""癫病""郁证"相当于西医的血管性痴呆。其发病的原因很多，历代医家对此早有认识，如《灵枢·海论》有云："髓海不足，则脑转耳鸣，胫酸眩冒，目无所见，懈怠安卧。"张景岳云："痴呆证，凡平素无痰，而或以郁结，或以不遂，或以思虑，或以疑惑，或以惊恐，而渐致痴呆。"王清任说："高年无记性者，脑髓渐空。"人到老年，精血亏虚，脑髓空虚，元气不足，阴阳失调，产生气、血、痰、郁、瘀、火等病邪，清窍失养，导致智能活动阻碍，脑力心思失用而出现呆傻愚笨，智能低下，思睡多寐，记忆力减退，表情淡漠，抑郁，动作缓慢，或发音障碍，呛咳，吞咽困难，甚则强哭强笑等症状。

痴呆的病机：脑为元神之府、精髓之海，具有统帅精神和全身机能活动的作用，脑髓空虚则神无所归而出现记忆减退，行为异常。五脏失调，均可引起脑神失常。心为君主之官，主神明，久病耗伤气血，气血不足，心血不足，神明失养则精神涣散，神志恍惚或善忘；肾为先天之本，主骨生髓而上通于脑，肾精足则行动灵活，用脑过度或久病伤肾，肾精不足，大脑失充则呆板健忘、行动呆滞、反应迟钝；肝主疏泄，喜条达，若七情内伤，肝郁气滞，肝风内动，气滞瘀血，肝风夹痰瘀上犯脑窍而见呆滞木讷；脾主运化，如饮食失节，脾运化失常，痰浊内阻，壅滞于五脏，影响心神脑神也可致呆病；肺为相傅之官而主治节，调节全身气、血、津液及脏腑生理功能，肺气不得宣降，则气血津液代谢失常，痰瘀内生，上阻清窍，则可见癫、呆、多寐等症。因此，血管性痴呆主要在于年老体弱，肾精亏虚，气血不足，加上七情所伤，心肝脾肺肾功能失调，致痰浊内生，气滞血瘀，其病位在脑，病性本虚标实，主要病理因素是肾精亏虚、痰瘀互结。

基于痴呆的上述病理因素，陈美华教授自创了开呆汤来祛痰化瘀、开窍醒神。基本组成：白附子 6g，半夏 12g，石菖蒲 12g，陈皮 12g，当归 12g，郁金 12g，远志 9g，红花 9g，赤芍 12g，僵蚕 9g，川芎 6g，甘草 3g。方中白附子祛风化痰、止痉为主药；石菖蒲、郁金、半夏、远志豁痰开窍；僵蚕化痰散结、祛风定惊；当归、赤芍、红花活血化瘀、活络通脉；川芎行血中之气，更增化瘀之力；陈皮理气，取治痰先治气、活血先行气之意。加减：若见腰酸膝软、视物模糊、耳鸣耳聋，可加用山茱萸、熟地黄、黄精等补肾之品；若见神疲少气、肢体倦怠、舌淡有齿印、脉细，可加用茯苓、党参、白术、怀山药等补脾之品；若见胸闷胁痛、急躁易怒、喜太息等症，可加用柴胡、香附等疏肝理气之药；若见心悸、气短、自汗等症，可加用五味子、黄芪、太子参等养心之品；若见舌苔黄厚腻、心烦、口苦急躁等痰热甚者，可加胆南星、黄芩、黄连。该病多需耐心调治，不可急于求成。

心脑病之中医用药经验

一、顾护胃气

陈美华教授强调顾护胃气，特别是心脑血管病患者，大多为老年人，并且长时间患病，有不少患者同时存在多种疾病，如果服药不当，顾此失彼，不但不能起到治疗作用，反而有可能使病情加重。药食伤胃，或原本就兼有胃病，病情复杂。陈美华教授认为病情越是复杂，越要顾护胃气。

狭义的胃气是指胃的精气，表现为胃受纳和腐熟水谷的功能活动，也指胃之生理活动的物质基础。广义的胃气泛指人体的精气。《脾胃论·卷下》："胃气者，谷气也，荣气也，运气也，生气也，清气也，卫气也，阳气也。"对正常人来说，胃气充足是机体健康的体现，对患者而言，胃气则影响到他的康复能力。《素问·平人气象论》："平人之常气禀于胃，胃者，平人之常气也。人无胃气曰逆，逆者死。"所以，陈美华教授认为，应把握"有胃气则生，无胃气则死"，"脾胃为生发之源，后天之本"，脾升胃降，升降得宜，气机得利，则胃气生发。因此，治疗过程中一般不用或少用对脾胃有刺激的药物，对心胃同病、脑胃同病患者，在避免使用伤胃的药味外，治疗上要心胃同治、脑胃同治，或先治胃病为主，待胃病好转，胃气旺盛后再治心、治脑。运脾醒胃之药如砂仁、麦芽、谷芽、山楂、鸡内金等，此类药开胃消食，使胃气得运。胃气不醒常由湿气困阻，故常配陈皮、佩兰、甘松、苍术、荷叶、生扁豆等化湿醒胃，湿气得除，胃气则醒。湿气又常由脾气之虚，不能运化所致，故健脾可达化湿醒胃的目标，所以顾护胃气，又常加山药、薏苡仁、黄精、白术之属。

二、善用活血化瘀药

在治疗心脑疾病中，血瘀证是心脑血管病共同的病理基础，因此"活血脉，化瘀滞"是治疗心脑血管病的关键，常用丹参、川芎、桃仁、红花等。瘀血日久者，则需虫类药破血散结，如全蝎、蜈蚣、水蛭、地龙等。因为"气行则血行"，故活血化瘀药常与行气药同用，而此类药物多具有破血、散气之弊端，故处方时常与益气养阴药配伍，益气则用黄芪、党参、葛根、桑寄生，养阴则用生地黄、麦冬、枸杞子、沙参。瘀血又常与痰湿相搏，导致痰瘀互结，病势缠绵难愈，瘀血不易去，处方则应用化痰与祛瘀药相合，如加用半夏、薤白、瓜蒌皮、竹茹、胆星等。在心脑疾病中，患者多为老年人，肾虚是其共同特点，治疗又需与补肾相结合，以充实先天之本，可加药如山萸肉、肉苁蓉、淫羊藿、熟地黄等，在运用补益药的同时，要注意补益不可碍胃，不得已要用时，也需加醒脾行气之品，如木香、砂仁、山楂、麦芽、谷芽。

三、风证时巧用风药

风药是具有"风"的特性的一类药，它们具有轻扬开泄、善行善动、能胜湿等特性，如防风、升麻、柴胡、葛根、桂枝、麻黄、细辛、羌活、菊花、桑叶、桔梗、荆芥、薄荷、前胡、藁本、牛蒡子、川芎、佛手等。此类药多为疏风解表及理气药，或兼有宣表透疹、止咳平喘、通经利水之功，或兼有祛风除湿之功效，但不包括能平肝息风的矿石类药或虫类药。辛温解表药性味辛温，以发散风寒为主，适用于风寒表证，也可用于风寒湿证，常用药物有麻黄、桂枝、荆芥、防风、细辛、紫苏、羌活、白芷、生姜等。辛凉解表药性味辛凉，以发散风热为主，适用于风热表证，常用药物有薄荷、牛蒡子、桑叶、菊花、葛根、柴胡、升麻、蝉蜕等。

脾为阴土，主运化而升清，喜燥恶湿；胃为阳土，主受纳而降浊，喜润恶燥。脾胃为气血生化之源，倘若脾胃受损，升降失宜，阳气不能上行，浊阴不能下降，则水谷不化，精微反生湿浊。而风药具有除湿与升阳的双重功效，能助脾胃对水湿的运化以及气机的运转。因此，脾胃虚损，清浊升降失司者，可以佐风药以运脾胃，升清降浊，如防风、羌活、白芷、藁本可助脾胃化湿，柴胡、葛根、升麻能助清阳之气生发升腾，如补中益气汤中之升麻。若脾胃虚不甚，而湿邪过盛，则须以辛温燥湿或淡渗通利之品，使浊邪有去路。

风是春之主气，风气通于肝，具有升发条达之功效。而风药具有善行数变的特性，能走周身，具有调节气机的作用，因此，肝气郁结，常用风药以条达肝气，如常用的方剂小柴胡汤中的柴胡。风药能行一身之气，如柴胡、葛根、羌活、升麻、白芷等，又常为引经药使用。

风药轻扬散浮，提引升发之气，能助肾脏蒸腾水液，如桂枝、生姜，真武汤及五苓散均有用到。

风药能升发举陷以利脾土清阳之气升发、敷布，助脾胃生化之气血上布于肺，使肺气充利，发挥朝百脉、主治节的功效，如血府逐瘀汤及参苓白术散中的桔梗。

风助火力，风药可助心阳之煦，用于心阳不振者，如桂枝。如肾水不能上承致心肾不交者，可加风药以助肾阴由下达上，使心肾相交，水火既济。

因此，风药能助五脏各行其功：能助肝之条达，能助脾之运化，能蒸腾肾之水液，能助心阳之温煦，能助肺气之充利、宣降得宜。使用风药升阳之时量宜轻，用之祛风解表，量可稍大。防风一药，李东垣认为它为风中之润剂，药性平和，过药不伤元气。但风药有辛散发汗之共性，其性质有温、凉的不同，所以用药时必须注意辨证准确，分清寒证或热证。风药一般忌用表虚自汗、阴虚发热、久病体虚及失血等症。风药多属辛散轻扬之品，不宜久煎，以免有效成分挥发而降低疗效。

老年病防治三论

《素问·上古天真论》中指出：女子"五七阳明脉衰，面始焦，发始堕；六七三阳脉衰于上，面皆焦，发始白；七七任脉虚，太冲脉衰少，天癸竭，地道不通，故形坏而无子也"。男子"五八肾气衰，发堕齿槁；六八阳气衰竭于上，面焦，发鬓颁白；七八肝气衰，筋不能动，天癸竭，精少，肾藏衰，形体皆极；八八则齿发去。肾者主水，受五脏六腑之精而藏之，故五脏盛乃能泻，今五脏皆衰，筋骨解堕，天癸尽矣"。《素问·阴阳应象大论》："年四十，而阴气自半也，起居衰矣，年五十，体重，耳目不聪矣，年六十，阴痿，气大衰，九窍不利，下虚上实，涕泣俱出矣。"人的阴精来源于饮食五味，储藏于五脏内部，它不断地扶持阳气；阳气在外在上，护卫于外使体表固密，起到保护身体、抵御外邪的作用。二者相辅相成。然而，随着年龄的增长，肾中阳气和阴精逐渐减少，五脏俱衰，为老年人的生理特点。

人出生之后，即处于自然界之中，人与自然是息息相关的。人来到这个世界上，就要经历四时阴阳的变化，遭受风、寒、暑、湿、燥、火邪气的侵袭，要经受酸、辛、苦、咸、甜五味的诱惑。人又不完全是自然的人，还是社会的人，在社会交往中，还会有喜、怒、悲、忧、思、恐、惊等情志劳作的体验。人由出生走向老年，需要衣、食、住、行以维持个体的生存，所以受到这些内外因素的困扰是不可避免的。

中医认为人体随着年龄的增长，逐渐进入老年期，随之而出现五脏虚损，气血津液虚耗，阴阳失调之征象。有"初病在气，久病入血"，"久病多虚"，"久病多瘀"，"久病多痰"的特点。

一、年老体虚， 因虚致实

正如朱丹溪《养老论》中指出："人生至六十、七十以后，精血俱耗。"人之渐老，必见虚损，一旦虚损，必有所偏，非偏阴即偏阳，阴阳乃失平衡，脏腑虚损，气血化生乏源，因而易出现气血两虚或气虚血瘀之证。诸种虚损，五脏为本，五脏之中，肾虚是核心。

因肾为先天之本，水火之宅，肾主一身之气。老年患者，年过半百，肾气渐衰，如肾阳虚则不能鼓舞五脏之阳，则心气不足或心阳不振，血脉失于温煦而痹阻不畅，心阳不足，寒邪易侵，凝于脉中，胸阳不展，心脉痹阻；脾气不足，脾失健运，痰浊内生，阻碍血脉运行，而成痰瘀交结，痹阻心脉。以上均可发为胸痹。肾、心、脾之阳气虚衰，水湿停聚而发为水肿，水饮上凌于肺，又可发为喘咳之证。肾气不足，肾不纳气，还可出现喘证。若肾阴亏虚，则不能滋养五脏之阴，可使心阴内耗，心阴亏虚，心火偏旺，灼津为痰，痰瘀交结，痹阻心脉，亦可发为胸痹。心火内扰，心神不宁，而发心悸。心之气阴不足，心神失养，亦可出现心悸。肝肾不足，肝阳上亢，可出现眩晕、头痛之病证。肺阴不足，则出现久咳不愈。从五脏之间的相互关系可以看出，老年患者由于肾气虚衰而引起诸脏虚损，进而引起痰浊、瘀血、水饮内生，寒邪内侵，而发为胸痹、心悸、水肿、喘咳、眩晕、头痛等多种病证。

正虚、血瘀、痰浊是主要的病因病机。人至老年，五脏六腑的生理功能相继出现逐渐下降趋势，导致老年人生理上的"五脏皆虚"。正虚于内，六淫七情、饮食劳倦内伤，痰饮、瘀血内生，形成老年人"正虚邪实"的病理特点。正虚又以脾肾亏虚为关键环节，因肾为先天之本，脾为后天之本，故调补五脏必须首先从调补脾肾入手。肾中精气决定着人的生长壮老已，老年人肾中精气由充盛转为衰退，正气虚损，且老年人久历人生，要经受外邪侵袭、精神刺激、饮食不当、劳累过度等又会使气血阴阳失调，加速脏腑功能的衰退，五脏虚损，则会因虚致实，导致各种病理产物的发生。痰的形成与肺、脾、肾、肝等脏腑有密切关系，肺主宣发、通调水道；脾主运化水湿；肾主气化，蒸腾水液；肝主疏泄，使气升发条达。若各脏虚损，则水湿不化，气滞痰凝，化生痰浊。瘀血的形成又与心、肝、脾、肺等脏有关，心主血脉、肺朝百脉、脾主统血、肝主藏血，此四脏虚损，则或使血行不畅，留而为瘀，或使脾不统血，离经之血留而为瘀，或使气滞血瘀，形成了老年人易瘀血内阻的病理特点。痰、瘀在老年病的发生过程中常常相兼为患，湿聚为痰，血凝为瘀，痰、瘀均为阴邪，痰饮积久阻碍气机，气血运行不畅，则成瘀血；瘀积日久，津液不行，聚而为痰。因此痰瘀互结是老年人的病理特点，也是导致疾病缠绵难愈的原因。

二、患病易郁，治当治郁

治郁以调理气机为中心，重在疏达肝气。肝气条达则疏泄有序，肾水上济，心火下交，肺有肃降之功，脾有运化之能，诸症自消。治郁宜轻灵调拨，启动气机为务，如苏梗、香附、佛手之类，不可重剂猛施，耗伤气血。此外，老年病的形成正如叶天士所称，"初则气结在经，久则血伤入络"，是由气由经入血入络逐步深痼的慢性过程。久病必瘀，加之衰老机体有自然成瘀的生理现象，即"老年自瘀"，故而形成了"老年多瘀"的病理变化。故老年病的治疗中活血化瘀是其治疗大法。然而正虚非一日可复，瘀亦无一日即化之理，故祛瘀当用缓化柔克之法，取活血而不伤正之品，剂量适中，坚持较长时间，使瘀血渐消。老年人元气亏乏，脏腑虚弱，尤其脾肾阳微，运化温蒸功能障碍，水液不能化生清气上腾达肺通肌腠，或不

能降浊于膀胱，易留滞体内形成痰浊，故有"老人多痰"之说。痰
为有形之阴邪，本不自动，其所以流窜周身，无处不到，是随气运
行周流的结果。气是痰的载体与动力，气上则痰上，气下则痰下，
气行则痰行，气滞则痰滞。故陈美华教授认为痰证的治疗方法有二：
一治其所以生痰，脾肾阳虚为痰饮产生之因，故应健脾温肾，以
"温药和之"，使阳气通达，痰饮正化；二治其气，气顺则一身津液
随气而顺，痰饮自无流窜之虑。

总之，综合老年人的生理及病理特点，以调补脾肾为主，时时
注意疏肝理气、祛瘀化痰。药量宜适中，药性宜平和。做到补不留
邪、驱邪不伤正，充分发挥中医药治疗老年病的特色。

三、预防为要， 重在调养

《素问·四气调神大论》说："是故圣人不治已病治未病，不治
已乱治未乱。"疾病发生，用药物治疗是必需的事，而且不是人人都
能掌握的，顺应天地四时的养生之法却是每个人可以做到的。我们
可以学习先人"法则于地，象似日月，辨列星辰，逆从阴阳，分别
四时，将从上古，合同于道，亦可使益寿而有极时"，按照自然规
律，根据四时气候的不同来调养身体，以达到益寿延年的目的。

老年人该如何有效地预防疾病呢？其要有三：

1. 适时变化，调养身体　《素问·经脉别论》："春秋冬夏，四
时阴阳，生病起于过用，此为常也。"就是说四季阴阳的交替都有其
规律，人在这些变化中发生了疾病，是因为违反了它们的变化规律，
身体劳用过度所致。《素问·至真要大论》："夫百病之生也，皆生于

风、寒、暑、湿、燥、火。"四时的变化，产生六气的自然现象，而当它们侵犯人体时，就成了六淫邪气，几种邪气伤人，都会使阳气衰竭，产生各种各样的症状，而外邪也会导致阴精的衰竭，如"风客淫气，精乃亡"，风邪侵犯人体而成淫乱之气，阴精就会日渐消亡。《素问·四气调神大论》："夫四时阴阳者，万物之根本也，所以圣人春夏养阳，秋冬养阴，以从其根。"阴精内守，阳气固密，才能保持健康。

2. **节制七情，适当劳作**　《素问·举痛论》说："余知百病生于气也，怒则气上，喜则气缓，悲则气消，恐则气下，寒则气收，炅则气泄，惊则气乱，劳则气耗，思则气结。"气的升降出入会随着情志劳作的变化而受到阻碍。人的阳气在烦劳过度时会亢奋外越，导致阴精耗竭；在大怒时会上逆，使经络之气阻绝不通，阴血随气逆而瘀积于上，使人发生晕厥。《素问·阴阳应象大论》："暴怒伤阴，暴喜伤阳。"情志的变化会伤及阴阳。另外，《素问·宣明五气》："久视伤血、久卧伤气、久坐伤肉、久立伤骨、久行伤筋。"说明过度疲劳也可以伤耗五脏的精气。

3. **注重饮食，调和气味**　《素问·宣明五气》："酸入肝、辛入肺、苦入心、咸入肾、甘入脾，是为五入。"过酸致肝气偏盛，脾气衰竭；过咸致心气被遏；过甜致心气满，肾气失于匀平；过苦致脾气不濡，胃气壅滞；过辛则筋脉败坏。《素问·阴阳应象大论》："阳为气，阴为味，味归形，形归气，气归精，精归化，精食气，形食味，化生精，气生形，味伤形，气伤精，精化为气，气伤于味。"就药食的气味而言，气属阳，味属阴，五味可以滋养形体，形体又须气化的功能，功能是由阴精所产生，阴精又要气化来推动，阴精是靠饮食药物的气化作用产生，形体需要药食五味的滋养，也需要阳气的充养。但是药食五味太过，又会损伤形体，药食的气太过，又会耗伤阴精，气味太过就可使体内的精和气受损伤。虽然五味会损伤脏腑精气，但我们也可以利用药物饮食的气味来调整人体的阴阳、祛除外邪，这为我们的治疗提供了可能，就如《素问·脏气法时论》所说，"毒药攻邪，五谷为养，五果为助，五畜为益，五菜为充，气味合而服之，以补精益气。此五味者，有辛酸甘苦咸，各有所利，或散或收，或缓或急，或坚或软，四时五脏，病随五味所宜也"。

辨证结合辨体，治宜顾护胃气

一、整体观念

整体是指事物的统一性和完整性。整体观念是指人体内外环境的统一性和机体自身整体性，包括了人体本身是一个有机的整体、人与自然环境的统一性、人与社会的统一性。中医学认为人体是一个有机的整体，并与自然界密切相关，所谓"天人相应""脏腑相关"。五脏的功能活动是情志活动产生的物质基础，而心理活动又直接接受社会环境的影响，当社会环境发生变化时，人体不能适应，就会造成心理压力过大，从而产生疾病。陈美华教授认为治病要从总体上把握事物的联系，注意到增强机体内部抗病能力的重要性，从各器官的相互联系上，以发展变化的观点进行辨证论治。局部变化处于整体的联系和制约之中，我们可以通过调整整体而进行全局性治疗。所以治疗疾病应从整体出发，调整机体自身的阴阳气血使之达到平衡，其局部症状也就随之而解。陈美华教授在治病之时善于和患者沟通，做心理疏导，因为她认为疾病应放在一个多空间的状态中去认识它，这符合现代的医学模式——心理－社会－疾病模式，也体现了以人为本的原则。以前我们看病，是把"病"作为重点，其实有误，应该以"人"为中心，"人"才是我们医生服务的主体，而不是"病"。《素问·生气通天论》说："苍天之气，清净则志意治，顺之则阳气固，虽有贼邪，弗能害也。"也就是说意志（情绪）坚、阳气固的人不受贼邪所害，这里不但强调了正气可以抗邪，还注重了人的情绪良好、精神内守，也是疾病不生的重要因素，这说明《黄帝内经》在探索疾病的发生时，就已经开始注重了人的心理要素。

二、辨证辨体

证是对机体在疾病发展过程中某一阶段病理反应的概括，包括病变的部位、原因、性质以及邪正关系，反映这一阶段病理变化的本质。所谓辨证，就是根据四诊所收集的资料，通过分析、综合，辨清疾病的病因、性质、部位，以及邪正之间的关系，概括、判断为某种性质的证。根据辨证的结果，我们才能确定相应的治疗方法。中医强调辨证施治，但其实从《内经》开始，就已经有辨体论治之说。《灵枢·寿夭刚柔》说："人之生也，有刚有柔，有弱有强，有短有长，有阴有阳。"即说明了体质的差异和遗传密切相关。因此，调体质也是中医治疗的一个重要手段。体是体质，辨体论治是以人的体质为认知对象，从体质状态及不同体质分类的特性，把握其健康与疾病的整体要素与个体差异，选定防治原则，选择相应的治疗、预防、养生方法，从而进行"因人制宜"的干预措施。体质状态包括辨体质的强弱胖瘦、年龄老幼、南北居处、奉养优劣等，其中包括人体的肤色、形态、举止、饮食习惯、性格心理以及对季节气候地域变更的适应性等。病理性的体质类型主要有阴虚质、阳虚质、气虚质、痰湿质、气郁质、瘀血质等。针对这些体质，或补其阴，或温其阳，或益其气，或化痰湿，或开其郁，或化其瘀，以恢复体质的阴阳平衡，达到治病必求于本的意图。

三、培固正气

《素问·宝命全形论》里说："人以天地之气生，四时之法成。"人本身就是自然的产物。陈美华教授主张人体有顺应自然、自我修复的功能，在机体阴阳气血基本平衡的情况下，能不服药则不服药，能少服药则少服药，以免打乱机体自身的平衡，在疾病基本治愈时则以饮食调理为主，充分调动机体自身的调节功能。人的自我修复能力，关键在于"正气"，正气就是指人体的自我修复调节能力、适应环境能力、抗病能力等。因此治病之时要注意培固人体的正气，特别是对老年人肾气的充养。

四、保护胃气

陈美华教授治病还注重保护胃气。药物有偏性，既可以治病，也可以致病，所以用药必须取其利而避其弊，并且要中病即止，不可过剂，正如《素问·五常政大论》中所说："无使过之，伤其正也。"《素问·经脉别论》："食气入胃，浊气归心，淫精于脉，脉气流经，经气归于肺，肺朝百脉，输精于皮毛，毛脉合精，行气于府……饮入于胃，游溢精气，上输于脾，脾气散精，上归于肺，通调水道，下输膀胱，水精四布，五经并行，合于四时五脏，阴阳揆度，以为常也"。说明饮食摄入，必须先经过胃的受纳腐熟，才能产生精气归于心脾，由肺输布全身，为人所用。《脾胃论·卷下》："胃气者，谷气也，荣气也，运气也，生气也，清气也，卫气也，阳气也"。对正常人来说，胃气充足是机体健康的体现，对患者而言，胃气则影响到他的康复能力。《素问·平人气象论》："平人之常气禀于胃，胃者，平人之常气也。人无胃气曰逆，逆者死。"古人常说"脾胃为后天之本"，"有胃气则生，无胃气则死"，"胃纳百川，为生生之源"。这里胃气是指胃的精气，表现为胃受纳和腐熟饮食的功能活动。胃气强则运化功能强，机体的气血生化有源，胃气弱，则运化功能弱，机体的气血生化无源。故治病必先审察脾胃功能。审察脾胃功能，需先分虚实。若为胃家实，多是脾胃湿阻食滞，则痰浊、瘀血接连而至，要谨慎应对，健运脾胃，吐、下可用，但需注意不伤胃气。如是表证未除，解表为先，但应注意解表不伤胃气。治病用药之时，即使是有实邪内犯，也当攻中有守，维护正气，祛邪而不伤正，尤其对老年人，保护胃气是治疗老年性疾病的前提。若为胃气虚证，还需分清虚能受补，还是虚不受补。能受补者，则宜补养，使后天滋生有源，中气得复，疾病才有转机。调理脾胃，李东垣重升阳扶脾，叶天士主张养阴益胃，对久病体虚者，上中下三焦俱损者，主张先治其中，调理脾胃，使药饵可进，饮食得宜，气血阴阳虽亏亦得平复，故调理中焦即为固本，固本需着重脾胃。《医学心悟》说："相其机宜，循序渐进，脉症相安，渐为减药。谷肉果菜，食养尽之，以抵于平康。"注意饮食、调理脾胃，是治疗中不可忽视的重要环节。五脏之中无论何脏之虚，凡涉及胃者，必从胃治，当时时不忘胃气为本。如中气虚者，常用党参、黄芪、砂仁、生姜、甘草、大枣之类以补之；中焦虚寒，运化不足者，常用干姜、肉桂、附子等以温之；湿浊盛者，则用薏苡仁、茯苓、苍术以燥之；清阳下陷者，则用升麻、柴胡、荷叶以升之，但量不宜重；中脘气滞者，可用陈皮、厚朴、砂仁、豆蔻、木香以理之，但不可过量，小量用之则悦脾化湿，醒胃理气，大量用则燥胃耗气；胃阴虚有热者，可用沙参、石斛、玉竹、麦冬等以润之，也可以微酸之白芍、乌梅、木瓜、五味子以敛肝，抑肝木以扶脾土，制其胜我者，则胃津自充。因此，顾护胃气是治疗常见病、疑难病必循之法。特别是中风患者，大都为老年人，长年患病，有不少患者还同时患有多种疾病，如服药不当，顾此失彼，不但不能起到治疗作用，反而有可能使病情加重。临床有不少高血压、冠心病、脑梗死患者因长期服药，药食伤胃，或原本就兼有胃病，病情复杂。"有胃气则生，无胃气则死"，在处方用药方面，凡是对胃有刺激的药物，除非特别需要而进行恰当的配伍外，一般不用或少用、暂用。对脑胃同病者，除避免应用伤胃的药物外，在治疗上要脑胃同治，或先以治胃病为主，待胃病好转，胃气旺盛，再以治本病为主。治疗之时，病情越复杂，越要顾护胃气。中风病属于老年病，老年人肾虚是其共同特点，治疗时需与补肾药相结合，以充实先天之本，可加药如山萸肉、肉苁蓉、淫羊藿、熟地黄等，但在运用补益药的同时，要注意补益不可碍胃，要用之时，也需加醒脾行气之品，如木香、砂仁、山楂、麦芽、谷芽等以防碍胃。

五、选方精炼

陈美华教授立方选药精炼，她认为中医临证处方用药，如量体裁衣，按锁配匙，既要有尺度，又要有方圆。并遵《内经》"大毒治病，十去其六……无毒治病，十去其九，谷肉果菜，食养尽之"之旨。主张"有方有药"，"少则得，多则失"，药不在多，而贵在精，处方精当则药力专一，若面面俱到，反而使药物之间相互牵制。陈美华教授时常教导我们，当面对有些病情比较复杂的案例时，处方用药时一定要抓住主要矛盾，主要矛盾解决了，其他矛盾就可迎刃而解。再就是对兼症多的患者，可尽量选用一些一药多效之品而统顾之。凡功用相近之品，除非特别需要，一般不叠用。陈美华教授在用药的剂量上，主张主次分明，药量适中，该轻则轻，该重则重。病重药轻则如杯水车薪，病轻药重则药过病所，反伤正气，还会造成药物的浪费。在具体应用上，一般主药量重，质重者量重，药性平和者量重，如黄芪、党参、葛根、丹参、瓜蒌、炒枣仁、石决明等，而毒性药、佐使药、副作用大的药用量宜轻，如细辛、麻黄、甘草等。

经典探微

略论《内经》中的唯物辩证法思想

《内经》是现存最早的既具临床实践经验又有基础理论的系统性中医著作。它不仅是中医学史上的里程碑，而且在中国哲学史上亦占有一席之地，其中包含着丰富的唯物论和辩证法思想，至今仍继续指导着中医的临床实践。陈美华教授就《内经》中的唯物辩证法思想做如下的探讨。

一、对疾病坚持唯物主义的认识观

《素问·调经论》指出：“夫邪之生也，或生于阳，或生于阴。其生于阳者，得之风雨寒暑。其生于阴者，得之饮食居处，阴阳喜怒。”这说明《内经》认为人是自然界中的一员，疾病的发生是有物质基础的。人之所以发病，不是鬼神之作祟，更不是上天的惩罚，而是各种致病因素作用于人体后的结果。风寒暑湿燥火和疫疠之邪等外界因素可归为阳邪，而情志激烈变化、饮食不调和劳伤过度属内在因素，可归为阴邪。这些致病因素统称为邪气。当内在的阴邪使人体脏腑气血功能失常，阴阳失调，外在的阳邪乘虚侵入，便发生种种疾病。所以，《素问·评热病论》说：“邪之所凑，其气必虚。”由此可见，疾病的发生是阴阳二邪作用于人体的结果。基于唯物主义对疾病发生原因的认识，我们应坚持与疾病积极地斗争，信医不信巫，反对用祈祷、占卜来治疗疾病。《素问·宝命全形论》云："道无鬼神。"《素问·五脏别论》又言："拘于鬼神者，不可与言至德。"说明医学中绝对没有什么鬼神的存在，宣扬鬼神的便不能称作医学。《灵枢·九针十二原》更为明确地指出："今夫五脏之有疾也，譬犹刺也，犹污也，犹结也，犹闭也。刺虽久犹可拔也，污虽久犹可雪也，结虽久犹可解也，闭虽久犹可决也。或言久疾之不可取者，非其说也。"可见《内经》对疾病的认识坚持唯物主义而反对唯心主义的观点是十分明确的。

二、治未病坚持辩证法的观点

辩证法认为：矛盾着的双方经过斗争，在一定条件下走向自己的反面。人体的未病和已病是一对矛盾，某一部分发生病变，会影响到没有发生病变的另一部分，因此，在治疗时既要解决好已病部分，又要解决未病部分与已病部分之间的矛盾。只有这样，使已病部分向痊愈的方向转化，使未病部分不再向生病的方面发展，以达到防止疾病深入发展，有利于疾病早日痊愈。《内经》采取预防为主的治未病法则，就是防止矛盾向相反方向转化的有力措施。《内经》提出治未病主要是"未病先防"和"既病防变"两个方面。

（一）未病先防

防与治这对矛盾中，在未发病之前防是矛盾的主要方面。《素问·四气调神大论》说："圣人不治已病治未病，不治已乱治未乱。

夫病已成而后药之，乱已成而后治之，譬犹渴而穿井，斗而铸锥，不亦晚乎！"故《内经》主张在未病之前，采取积极的养生措施，增强体质，是预防疾病发生的重要环节。在预防疾病中，首先注重精神调养和饮食起居。《素问·上古天真论》说："其知道者，法于阴阳，和于术数，食饮有节，起居有常，不妄作劳，故能形与神俱，而尽终其天年，度百岁乃去。"又说："恬淡虚无，真气从之，精神内守，病安从来。"说明精神愉快、饮食起居规律、劳逸适中，是防病的重要环节。其次，要防止外邪的侵袭，适应四时气候变化来调节体内阴阳气血，使之正常。《素问·上古天真论》指出："虚邪贼风，避之有时。"《素问·四气调神大论》说："夫四时阴阳者，万物之根本也，所以圣人春夏养阳，秋冬养阴，以从其根。"人体能够调养阴阳气血，又能及时避免外邪侵袭，是防病的有力措施。同时，《内经》强调加强体育锻炼，增强体质。《素问·上古天真论》说："呼吸精气，独立守神。"即以气功、导引等体育活动来增强体质。后世的五禽戏、太极拳、八段锦等健康运动，均是在《内经》基础上发展起来的有力防病措施。

（二）既病防变

辩证法认为，矛盾的本身规定了发展与变化的趋势，疾病也是如此。为了使已病的矛盾方面向有利于痊愈方面转化，必须掌握疾病的传变趋势与途径，做到早期治疗。因此，《内经》的"既病防变"法则，就是争取早日治疗，防止疾病发展与传变的有力措施。《素问·阴阳应象大论》指出："故邪风之至，疾如风雨，故善治者治皮毛，其次治肌肤，其次治筋脉，其次治六腑，其次治五脏，治五脏者，半死半生也。"这说明外邪侵入体表，变化很快，如果不能及时治疗，邪气由表入里，步步深入，侵入内脏使病情加重，给治疗带来很大困难。所以，在疾病的萌芽阶段及时制止，是行之有效的方法。后世医家在此基础上有很大的发展，如张仲景提出"见肝之病，知肝传脾，当先实脾"的治法，至今对临床实践仍有很大的指导意义。

三、治疗疾病解决矛盾普遍性

毛泽东认为："矛盾存在于一切事物的发展过程中。"正常情况下，人体内一系列矛盾的组合，如阴阳消长和气血生化等，都是按着一定的轨道运动着，形成"阴平阳秘，精神乃治"（《素问·生气通天论》）的健康状态。当人体阴阳失调，气血失和，邪气乘正气虚弱而侵袭，发生疾病。因此，不论何种疾病的发生，或者见有各种临床表现，总不外乎邪正斗争和阴阳失调两种矛盾的表现，这就是疾病发生的矛盾普遍性。《内经》对疾病的治疗提出了调整阴阳和扶正祛邪的法则。

（一）调整阴阳

调整阴阳是解决阴阳失调的总则，《素问·阴阳应象大论》说"治病必求于本"。具体应用时，《内经》强调应区别阴阳偏衰或偏盛的不同，分别应用"泻其有余"和"补其不足"的方法。"泻其有余"是针对阴阳偏盛病证的治则，"补其不足"是针对阴阳偏衰的治则。

（二）扶正祛邪

扶正祛邪是解决正邪双方矛盾力量的对比，使之向有利于恢复正气，使疾病向痊愈方面转化的治则。具体应用时，应区别邪正盛衰之不同，分别采用扶正、祛邪和扶正祛邪兼顾的不同方法。"扶正为主"是针对正虚为主，邪气不太盛的虚证而设的治则，如《素问·至真要大论》提出"虚者补之""不足补之""衰者补之"，目前应用的益气、滋阴、助阳、补血等治法，都是在此基础上发展起来的。"祛邪为主"是针对邪实为主，正虚不明显的实证治则，如《素问·至真要大论》所说"实则泄之""有余折之"等，目前应用的发表、泻下、消导、破血等治法，均为这一原则的具体应用。"扶正祛邪兼顾"是针对虚实夹杂的病证之治疗原则。因为疾病的发展是复杂的，每会出现邪盛正亦衰，如以攻邪为治，则使正气更虚，如以扶正为治，则邪气留连，只有扶正与祛邪兼顾，才能使病痊愈。以上即为《内经》治疗疾病解决矛盾普遍性的基本法则。

四、治疗疾病解决矛盾特殊性

（一）辨证立法

《内经》根据人体气血盛衰、病邪的性质、病位之深浅上下的特殊性，归纳出表里寒热虚实之证，提出寒热温清补虚泻实等治疗大法。如《素问·阴阳应象大论》说："因其轻而扬之，因其重而减之，因其衰而彰之。形不足者，温之以气；精不足者，补之以味。其高者，因而越之；其下者，引而竭之；中满者，泻之于内；其有邪者，渍形以为汗；其在皮者，汗而发之；其慓悍者，按而收之；其实者，散而泻之……"这是说表证用汗法、渍浴法，里实证用攻下法、消导法，虚证用温补法、补气法，病邪在上者可用催吐法等。这些治法是根据病邪发展趋势的特殊性，因势利导的有力治疗措施。

（二）三因制宜

三因制宜是因时、因地、因人的不同而确定不同治法，亦是《内经》解决疾病矛盾特殊性的重要治则。"因时制宜"是针对不同季节发生的疾病，其治法亦异。如外感病发生在春季，多为风热之邪所伤，宜用辛凉解表法治之，不宜用辛温发散之品，以免开泄过度损伤阴气。如果在冬季发生，多为风寒之邪所致，宜辛温解表治之，不宜用辛凉之剂，以防寒凉之药损伤阳气。故《素问·六元正纪大论》所说"用温远温，用热远热，用凉远凉，用寒远寒"，正是这一治则的实质。"因地制宜"是根据不同地区的特点来确定治疗方法的原则。《素问·五常政大论》说："西北之气，散而寒之，东南之气，收而温之，所谓同病异治也。"因为西北地区的人地处高寒，多患内热外寒之证，可用辛散和寒凉之药治之，表里两治；而东南地区的人地处低湿，多患表虚内湿之证，用收敛和温燥之药治疗，既固表又化湿，表里兼治。"因人制宜"，是根据患者的性别、年龄、体质之不同而确定治疗方法的原则。如《灵枢·论痛》说："胃厚，色黑，大骨及肥者皆胜毒，故其瘦而薄胃者，皆不胜毒也。"说明体质之不同，治疗用药亦不同，并且认为老年人气血衰少，多患虚证，以扶正为主，小儿气血未充，多患饥饱不匀、寒温不调之疾患，宜健脾消食。

五、治疗疾病解决主要矛盾及矛盾的主要方面

掌握疾病的主要矛盾和矛盾的主要方面，是《内经》治疗疾病最根本的法则。因为人体是一个复杂有机体，在疾病过程中发生的矛盾绝不是一个两个，而是一大群矛盾的综合体。治疗时应从这些矛盾中找出主要矛盾的主要方面加以解决，次要矛盾就迎刃而解了。《内经》提出"治标与治本"的原则，标与本是一个相对的概念，总的认为，决定疾病的本质性因素为本，其症状表现为非本质性现象，为标。在治疗疾病时，对其临床表现的各种症状，做全面综合的分析，透过现象找出发病的根本原因，从而确定恰当的治疗方法。如头痛，《内经》认为可因外感、血虚、痰湿、瘀血、肝火等多种原因引致，治疗时不能简单地采用对症止痛的方法，而应找出致病根本原因，分别给以解表、养血、燥湿化痰、活血化瘀、清肝潜阳等方法治之。正如《素问·标本病传论》所说："知标本者，万举万当，不知标本者，是谓妄行。"但是，疾病的发展过程中，矛盾的双方不是一成不变的，在一定情况下可以转化，出现标本缓急的不同，这就需要采取"急则治其标，缓则治其本"的法则。

六、善于透过现象认清本质

唯物辩证法的一个共同的基本任务，就是在于指导人们透过事

物的现象，把握其内在的本质。有些疾病的症状表现与本质不一致，甚至是相反的。《内经》主张对此必须善于透过现象，认清本质，从本治疗。《内经》提出反治法则，如对"真热假寒证"用寒药以清真热，对"真寒假热证"用热药以治真寒等。所以《素问·至真要大论》说："热因寒用，寒因热用，塞因塞用，通因通用，必伏其所主，而先其所因，其始则同，其终则异。"

《内经》是一部中医学经典之作，它的实用价值早已被千百年的历史和无数的医学家所证实，临床上不仅要继承学习《内经》的医学理论，还要继承、发扬、运用《内经》唯物辩证法的思想。唯物辩证法的哲学思想有助于遵循科学本身的发展规律，有助于纳入新的思维方式和研究手段，从而在更加现实的意义上把握人体的生命规律，揭示人体的疾病本质，为人类健康服务。

关于重阳气理论对后世的影响

《素问·生气通天论》专论阳气，并且首重阳气，是讨论阳气生理病理的重要篇章，对后世产生深远影响。

《素问·生气通天论》说："阳气者，若天与日，失其所则折寿而不彰，故天运当以日光明。是故阳因而上，卫外者也。"人体生命活动也要依赖阳气的温煦濡养与护表御邪，如此才能健康长寿、生命力旺盛。若阳气虚损或失去正常的运行规律，就会体力衰败，抵抗力下降，外感内伤，发生疾病，甚至缩短寿命。因而保持阳气的充沛及正常运行，在防病保健中有重要的作用。这些认识为后世重视阳气学派的创立与发展，提供了理论依据。对此张介宾《类经·疾病类》云："天之阳气，唯日为本，天无此日，则昼夜无分，四时失序，万物不彰矣。其在于人，则自表自里，自上自下，亦唯此阳气而已。人而无阳，犹天之无日，欲保天年，其可得乎？《内经》一百六十二篇，天人大义，此其最要者也，不可不详察之。"并且，他以此为根据，结合自己的体验撰写了著名的《大宝论》，曰："天之大宝只此一丸红日，人之大宝只此一息真阳。"王冰注"失其所则不彰"为"日不明则天暗暝昧"。石寿棠在《医原》中对此做了进一步阐明，他说："然就二气而权衡之，阴承阳，阳统阴，阳气一分不到即病，阳气一分不尽不死，人自当以阳气为重。"上述医家对《内经》阳气理论的阐述和发挥，为后世温补学派的创立和发展产生了深刻的影响，也为当今养生保健、防病治病打下理论基础。唐代医家孙思邈在《千金翼方》中指出："人年五十以上，阳气日衰，损与日至，心力渐退，忘前失后，兴居怠惰。"《扁鹊心书》："人至晚年，阳气衰，故手足不能温，下元虚惫，动作艰难。盖人有一息在则不死，气者阳所生也，故阳气尽必死。"他把阳气耗竭作为死亡的根本原因。许多调查报告证实，中老年生理性功能减退与气虚、阳虚的出现有密切关系。现代关于助阳药及艾灸作用的研究为其应用提供了科学论证，近年来应用《内经》"春夏养阳"理论，采用冬病夏治、三伏灸的办法，防治老年慢性支气管炎就获得了显著效果。因此，中医治未病的理念应以扶阳重阳为立足点。阳气作为一身之气中具有温煦、推动、兴奋、升腾、发散、卫外、协调等作用的极细微物质，在阴阳动静、阴阳交感、化生万物、阴阳互用、阴阳平衡、新陈代谢以及阴阳失调等生理病理方面，都显示出其相对"阴"更为重要的性质和作用。

对"心之苦欲补泻"的认识与临床应用

"五脏苦欲补泻"之说源于《素问·脏气法时论》。所谓"五脏苦欲"之"苦"，即患也，困也，也就是难以忍受之意。"欲"者，喜也，即需要之意。"苦""欲"补泻则以人体五脏自身好恶的独特性质及药物性味作用的不同，而以"顺其气为补，逆其气为泄"的原则对五脏脏气进行调整。五脏所苦，实属五脏之病理变化；五脏所欲，乃是五脏生理之特性。因此，遂本脏所欲，顺其性而治者为补；逆本脏所喜，反其性而治者为泻。

《素问·脏气法时论》中有几段文字论述涉及五味的功效，曰："肝苦急，急食甘以缓之。心苦缓，急食酸以收之。脾苦湿，急食苦以燥之。肺苦气上逆，急食苦以泄之。肾苦燥，急食辛以润之，开腠理，致津液，通气也。""肝欲散，急食辛以散之，用辛补之，酸泻之。心欲软，急食咸以软之，用咸补之，甘泻之。脾欲缓，急食甘以缓之，用苦泻之，甘补之。肺欲收，急食酸以收之，用酸补之，辛泻之。肾欲坚，急食苦以坚之，用苦补之，咸泻之。"

以下就"心之苦欲补泻"谈谈陈美华教授的认识。

1. 心苦缓，急食酸以收之　根据语句对应，这里的缓应作缓而散之义，而不是单纯的缓慢之义。《黄帝内经素问集注》："吴氏曰：心以长养为令，志喜而缓，缓则心气散逸，自伤其神矣，急宜食酸以收之。"心主神明，在志为喜。过喜则耗气，导致心气散逸。酸味具有收敛的作用，收是收敛之义，恰用于收敛散逸的心气。"心主身之血脉"（《素问·痿论》），心气、心阳不足，则无以鼓动全身血脉之运行，缓而无力，心气散逸；心气、心阳不足，则心失所养，心神不宁；心气不足，清窍失养；汗为心之液，汗多不仅伤及津血，也耗心气，劳则耗气，四肢失养。故在临床上往往出现心悸、胸闷、神志不安、头晕、乏力、气短自汗、动则尤甚、虚烦失眠、四肢冰冷的症状。《丹溪心法·自汗四十九》之附录："心之所藏，在内为血，发外为汗，盖乃汗心之液。"所以在治疗上不但要益气助阳，也要敛汗收气，以免加重心阳亏虚，致心阳欲脱。而酸味药有收敛作用，常用药如山茱萸、酸枣仁、五味子等。《本草备要》认为：山茱萸辛，温，酸涩，补肾温肝。酸枣仁甘、酸而润，敛阴生津。五味子五味具备，《景岳全书》用之疗耗散之肺金，滋不足之肾水。龙骨、牡蛎非酸味药，因其有收敛作用，常常也被提及。陈美华教授认为在心病用药时要以益气温阳为主，加上酸性药、收敛之品。正如《黄帝内经素问集注》所说："心色赤，宜食酸，小豆、犬肉、李、韭皆酸。"《本草备要》记载：赤小豆甘、酸，通小肠、利小便；狗肉酸而咸温，暖脾益肾；韭菜辛，温，微酸，归心益胃，助肾补阳。

2. 心欲软，急食咸以软之，用咸补之，甘泻之 《黄帝内经素问集注》："心为火脏，心病则刚燥矣，故宜食咸以软之。咸味下泄上涌，而从水化，能泄心气，以下交。涌水气，以上济，水火既济，则心气自益，火欲炎散，以甘之发散而泻之。"心为火脏，心欲软即指心火润下为心之所喜，心病为心火偏旺，心体需润，咸味之品能润下，故可补心。火性烈，甘能缓，则反其性，故曰泻。《黄帝内经素问集注》"心病者，胸中痛，胁支满，胁下痛，膺背肩胛间痛，两臂内痛。"在《内经》中心主火，肾主水，人之生机在于水火。水火宜平不宜偏，宜交不宜分。心火炎上，故宜使之下，肾水泄下，故宜使之上；水上火下名之曰交，交则为既济，不交则为未济。如《尚书正义》中孔颖达对于五行特性的解释也是如此，比如水与咸对应关系，其解释为："水性本甘，久浸其地变而为卤，卤味乃咸。《说文》云：卤，西方咸地，东方谓之斥，西方谓之卤。"实际上是对心病的治疗中应该重视肾脏的作用。《石室秘录》曰："心肾治法，二脏合而治之者，其义又何居？肾，水脏也；心，火脏也。是心肾二经为仇敌，似乎不宜牵连而一治之。不知心肾虽相克，其实相须。无心之火，则成死灰；无肾之水，则成冰炭。心，必得肾水以滋养；肾，必得心火而温暖。"

姚止庵认为："善于更者，莫过于咸，咸者水也，以水治火，则火自息而心自宁，故冥之即所以补之。然冥之为言柔也，心火易亢而欲其柔软也。若欲折其上逆之势而使之下泄，则又宜用甘，甘性缓而善于泄热也。"体现了心的生理状态下顺其性为补、逆其性为泻的原则。火有实火、虚火。治疗实火的药，如黄连、栀子泻心之火；治疗虚火之药，如熟地黄、当归、枸杞子、山茱萸滋心肾不交阴分无根之火（《景岳全书》）。咸味药多用芒硝、犀角（代）、龟甲等药，陈美华教授认为体现在临床上，治疗心病时应该重视滋肾泻火的作用。

3. 方剂中的应用 天王补心丹：主治心血不足，神志不宁，津液枯竭，健忘怔忡，小便不利，口舌生疮。柯琴认为：补心故用生地黄为君，取其下足少阴以滋水，主水盛，可以伏火，此补心之阳，补心之神耳，酸枣仁、五味子补血收心气，当归之甘，以补心血，玄参之咸，以清血中之火。

总之，现在对苦欲补泻较少提及，多关注药物的性用，"五脏苦欲补泻"体现了以味入性的学术思想，对指导心病临床治疗有一定的疗效。

《伤寒论》中热证治疗思路的临床意义

《伤寒论》自从问世以来一直被认为"详于寒而略于温"，然仲景对热证的治疗思路亦很清晰。下面是对《伤寒论》中有关热证的一些的体会，归纳如下。

1. 肺卫郁闭者开表透之 此法主要用于热郁于里且有肺卫郁闭之证。如《伤寒论》第 38 条大青龙汤证。

2. 邪热内郁者辛而发之 此与上述大青龙汤证之郁不同，前者乃气郁于里，后者为表郁不开，故治疗用药亦有所不同。对于热邪深伏于内者，须因势利导，疏泄火邪，体现在用药上往往以辛温药与寒凉药伍之。如栀子豉汤治疗太阳病误下后，邪热郁于胸膈之证。

3. 热壅中焦者苦寒折之 《伤寒论》中大黄黄连泻心汤，治"心下痞，按之濡"之证。此证实因邪热壅盛于中焦，胃气壅滞所致。虽也有气郁之病理，但与栀子豉汤证不同。此证是胃热导致气滞，胃热并未因气滞而甚，尚不能称其为"火郁"，故无开郁之必要，只要折其火热，则气滞自除。而栀子豉汤证郁热与气郁已形成循环之态，气郁不解，则郁热难除。况且栀子豉汤证郁热在上焦，有因势利导、宣泄外出之可能。

4. 邪热弥漫者辛寒苦寒并用　《伤寒论》白虎汤证乃因胃热炽盛所致，症见大热、大渴、大汗等。其邪热弥漫充斥于全身，是为"表里俱热"，与大黄黄连泻心汤证之胃热炽盛，壅于局部者不同。故大黄黄连泻心汤以苦寒之药直折其势，攻其一点。而白虎汤以石膏辛寒清透其热，知母苦寒直折其势，辛寒、苦寒并用，起清、透、泻之作用；又以粳米、甘草护胃养中，以防过寒伤胃，对于邪热弥漫全身者实是正治之法。

5. 热与邪结者逐而出之　以上所述之热皆为无形之热，对于热与实邪相结之证，仲景往往针对热邪所依附的实邪特点，或攻下（如仲景根据热结之状态轻重有别，立三承气汤以攻下通便。三方中主要药物如大黄泻热通便，芒硝软坚散结，枳实、厚朴行气导滞，合则荡涤肠腑，热随便下），或利水（如223条云："若脉浮发热，渴欲饮水，小便不利者，猪苓汤主之。"此本肾阴亏乏之体，患阳明热证而用下法，致阴虚水热互结之证。因热在下焦，且有水饮内停之病理，故可利水以泄热。如心火移热于小肠致小便赤涩，口舌生疮者，以导赤散治之，使小便利而心火泄），或逐瘀（如桃核承气汤证、抵当汤证等治疗太阳蓄血证），充分体现因势利导的治疗思想。

6. 热毒肿痛者清热解毒　《伤寒论》311条云："少阴病，二三日，咽痛者，可与甘草汤，不瘥，与桔梗汤。"此虽冠以少阴病，然与少阴本证不同。此咽痛正是热毒壅滞于咽喉部而致，仲景以一味生甘草治之，名甘草汤。生甘草虽为甘平之药，然生用有清热解毒之效，能消痈肿而利咽喉。若药后咽痛不除者，可加桔梗以利咽止痛，即桔梗汤。此方是治疗热毒所致咽痛之基础方。

7. 虚热者滋而补之 以上所述之热证皆为实热之证，《伤寒论》中也有论及虚热者，如猪肤汤。是证乃由下利伤阴，阴虚生热，虚热上扰，经气不利所致。症见咽痛、胸满、心烦等。治以猪肤汤（新鲜猪皮、白蜜、米粉）滋肾润肺，以清虚火。全方味甘质润而补阴，阴生则虚火自潜。又黄连阿胶汤治疗素本肾阴不足，邪气入里化热而致心火亢旺，以成心肾不交之证。

仲景在治疗热证时重在辨邪热之在表在里、是虚是实、属气属血，在治法上重在"因势利导"，或宣或清，或补或攻，为临床治疗热证提供了独特的治疗思路。

《伤寒论》方证偶得

方剂的适应证，可简称为方证，某方的适应证，即称之为某方证。方证是《伤寒论》的精华，方证对应，有是证用是方。每条经方都有相对应的适应证，方与证结合为汤证，如麻黄汤证、小柴胡汤证、桂枝汤证等。具体来说，若已辨明为太阳病，其治疗原则固然当用汗法，但发汗的方药很多，是否任取一种发汗药即可用之有效呢？当然不是。中医辨证不仅是八纲、六经而已，而更重要的是还必须辨方药的适应证。如太阳病，若发热、汗出、恶风、脉缓者，宜用桂枝汤；若无汗、身体疼痛、脉紧而喘者，宜用麻黄汤；若脉浮紧、发热、恶寒、身疼痛、不汗出而烦躁者，则宜用大青龙汤。这些方剂，虽都属于太阳病发汗剂，但各有其固定的适应证，若用得不恰当，不但无益，反而有害。故"方证相应"为组方的基本原则，亦是辨证论治的依据。方与证是学习《伤寒论》的关键，这已为历代医家所重视。著名的《伤寒论》研究学者刘渡舟教授认为，要想穿入《伤寒论》这堵墙，做到登堂入室，必须从方证的大门而入。中医的主要特色是辨证论治，亦即辨症求"证"，论治施"方"，方证相应，疗效卓著。这是在继承中医、发展中医过程中，必须始终把握的核心原则和关键。如果说"病"是疾病过程纵的概括，那么"证"则是许多疾病过程横的概括。一种病可由多个横断面——"证候"组成，而且因人而异，无固定证型，但另一方面，多种"病"也可表现出相同的"证候"。"方证相应"说就是以其特有规律的证型模式去解决一切新的病理现象。以桂枝汤证为例。该方原治太阳中风、发热、汗出、恶风、脉浮缓，后世用之治头痛、背痛、坐骨神经痛、口眼㖞斜、身痒、痢疾等，这些病证虽与太阳中风证的表现不同，但它们的主要病机相同，皆为风邪侵入太阳经脉，营卫不和，经气不舒所致。又有医家从桂枝汤方义推考得出：桂枝汤不仅有解肌发汗、调和营卫的作用，尚有滋阴和阳之效，由此确认气血失调、阴阳违和也为桂枝汤证基本病机之一，运用这一规律，临床上又常用桂枝汤治疗内伤杂病，如胃脘痛、腹泻、目眩等气血失调、阴阳不和所致之病证，扩大了桂枝汤的使用范围。由此可见，方证相应的思维方法，其最大特点是在治疗上可灵活地处理各种疾病，并有执简驭繁的作用。具体地说，不管什么病，只要有临床症状及体征，总能归纳出一个主证，据此选择有针对性的汤方进行治疗，充分显示了"方证相应"辨证论治方法的高度灵活性和实用价值。

《伤寒论》是中医之魂，经方是中医之根，方证关系是《伤寒论》的精髓，其内涵丰富，博大精深，还有待我们深入学习研究，以期发扬光大。

《伤寒论》小柴胡汤应用刍议

郝万山教授在上课时提到少阳病的若干问题，结合陈美华教授在临床中遇到胸胁满闷、心烦惊悸患者，常常用到小柴胡汤加减和解少阳，收效颇多，我觉得大有启发。

《素问·阴阳离合论》说："是故三阳之离合也，太阳为开，阳明为阖，少阳为枢。"少阳主肝胆与三焦，司相火，位居太阳和阳明之间，属半表半里，具有宣发、疏通、升调的作用，故称之为枢。少阳是通过经络及其络属的脏腑肝胆及三焦来调节气机、沟通表里、燮理阴阳的。周学海强调"凡脏腑十二经之气化，皆必藉肝胆之气以鼓舞之，始能调畅而不病"；伤寒大家刘渡舟认为"少阳经络行于身侧，居于太阳阳明两经之间，外则从太阳之开，内则从阳明之阖，从而起到枢机的作用"，"少阳主枢，除主表里之枢，也主阴阳之枢"。少阳为枢的主要意义概括起来说，一则可以枢转邪气，将阳明或少阳之邪通过经脉的联系，枢转到太阳而解；二则调畅气机，使周身气机运行畅达；三则通调水道，使三焦通利，津液代谢顺畅。四则升发输布相火，构成脏腑之源。少阳主枢在生理状态下沟通表里、枢转邪气、调畅气机，输布水液，燮理阴阳，维持人体正常的生理功能。郝教授指出：如果少阳枢机不利，则容易气郁，容易化火，容易生痰、生饮、生水。少阳经脉、胆腑均在人体一侧，但其阳气的作用部位却在全身，因此少阳主枢，其调畅气机的功能是关键，故其气畏郁，如少阳有病则治当和解以舒郁，柴胡剂在临床上用到的也最多。

"少阳之为病，口苦、咽干、目眩也。少阳中风，两耳无所闻，目赤，胸中满而烦者，不可吐下，吐下则悸而惊。"此仲景描述少阳为外邪所中，致阳气郁遏，必见往来寒热、口苦咽干、头晕目眩、心烦喜呕、胸胁痞硬等半表半里之症。但并非外邪才会导致少阳郁遏，如体内的气血阴阳失调或痰湿瘀血阻滞气机，也会出现少阳被遏、相火失宣，临床多表现为头晕目眩、情绪低落、思维迟钝、记忆减退、疲乏无力、手足厥冷、胸胁苦满、口苦咽干、夜寐易醒、脉弦等症状。治法当开宣枢机、和解透郁。方选小柴胡汤，开宣少阳枢机以顺畅相火。

小柴胡汤由柴胡、黄芩、半夏、人参、生姜、大枣、甘草组成。柴胡苦，微寒，归肝、胆经，其为君药可和解表里，疏肝、升阳，使少阳经气疏达；黄芩清解少阳在腑之里热；法半夏豁痰饮，和胃降逆气；人参扶助正气，助生发之气；姜、枣和中生津，佐参、夏通达营卫；甘草佐柴、芩调和内外。诸药并用，柯韵伯称之为和解表里之总方，前人以之治疗外感，认为其为太阳少阳之统治之方。

然其也能作为少阳枢机之剂，今人则多倚之治疗内伤之病。《皇汉医学》说："凡支气管炎、百日咳、肺结核、肋膜炎……肝脏病、肾脏肾盂炎症、妇人病等悉能治之。"

临床中常见之胸胁苦满、心烦惊悸症状，即为少阳病中"但见一症便是"之一，多为气机郁滞，胆火扰心所致。因少阳之病易化火、生痰、生水、生饮，故小柴胡汤的使用也不能拘泥，需随症加减，如胆火旺者可加牡丹皮、栀子、郁金等；痰湿盛者可合用温胆汤；水气凌心之心悸可加用五苓散；心下痞满甚者可加用牡蛎等以软坚。总之少阳枢机不利，以小柴胡汤治之，气机的升降浮沉就顺畅了，此时柴胡用于内伤病之时，取其升阳作用，故宜生用，用量宜小。

"治未病"思想浅析

《内经》云"圣人不治已病治未病"，治未病，就是预防疾病的发生和发展，防患于未然。在《内经》的预防疾病的思想基础上，仲景在《金匮要略》中结合自己和前人的临床实践，进一步丰富发展了该思想，提出了"未病先防，欲病救萌，既病防变"的观点，对现代临床具有重要指导意义。

1. **未病先防** 仲景在《金匮要略·脏腑经络先后病脉证第一》中，以整体观念为指导思想，以脏腑经络学说为理论依据，首先提出了内养正气、外慎邪风的疾病预防观。张仲景所云"若五脏元真通畅，人即安和"，体现了《内经》的整体观，说明了"正气存内，邪不可干"，"虚邪贼风，避之有时，恬淡虚无，真气从之，精神内守，病安从来"的发病观。人的精神活动与人体生理病理变化有密切关系，精神愉快，则气机条畅，气血和平，可增强其抗邪能力，使正气存内，邪气不能干犯，有利于健康，故调养精神、内保真气在预防疾病发生和发展方面有积极意义。仲景又言，"若人能养慎，不令邪风干忤经络"，"更能无犯王法，禽兽灾伤，房室勿令竭乏，服食节其冷、热、苦、酸、辛、甘，不遣形体有衰，病则无由入其腠理"。说明了不仅要内养正气，还要外慎邪风，指出摄生养慎对未病前预防疾病有积极意义，并介绍了具体的预防措施。提示人若能与自然界四时气候相适应，就可以抵御外邪侵袭，避免疾病的发生，这是预防疾病关键之所在。

2. **欲病救萌** 《金匮要略》首篇中谓："……适中经络，未流传脏腑，即医治之。四肢才觉重滞，即导引、吐纳、针灸、膏摩，勿令九窍闭塞。"仲景示以人们若一时不慎而感受外邪，必须及时早期治疗，防微杜渐，灭病邪于萌芽之时。如在经络开始受邪，趁尚未深入脏腑之时，即及早治疗，四肢刚觉重着不适，即用导引、吐纳、针灸、膏摩等方法，使机体气血畅行，提高抗病能力，杜绝疾病的进一步发展。

3. **既病防变** 《金匮要略·脏腑经络先后病脉证第一》中指出"见肝之病，知肝传脾，当先实脾"，其精神实质在于治病时必须照顾整体，治其未病之脏，以防疾病的传变。一般来说，疾病发生之后，是否会传变，一是看患者的抗病能力，二是受邪的深浅、轻重，三是治疗是否及时得当，四是脏腑之间的生克关系。这些都需要医者对病情的细心观察、综合分析，掌握具体病势，重点辨证论治，采用果断有效的方法，截断病势的去路，防止疾病的传变。仲景在治肝虚病时说："夫肝之病，补用酸，助用焦苦，益用甘味之药调之。"这就是"实脾"之意。后世医家根据"治未病"的思想，在临床上治疗头晕眼花、失眠多梦、舌光红、脉细数的肝虚病时，除用芍药、五味子、山茱萸、酸枣仁等药补肝外，常兼用当归、丹参、地黄等药养血，甘草、山药、大枣等以健脾调中，效果颇佳。

总之，《金匮要略》治未病的学术思想对现代临床有着广泛的现实指导意义，值得我们深入挖掘和学习。

《金匮要略》之水病治则

重温中医经典《金匮要略》，深感仲景的学术思想对当今临床辨证论治具有重要的指导意义，现就《金匮要略》水病治则的临床应用浅议如下。

水病是水液代谢失常而引起痰、饮、水、湿停聚的一类疾病，张仲景在《内经》的基础上对水病的治疗提出了诸多治则，如《金匮要略·水气病脉证并治第十四》："诸有水者，腰以下肿，当利小便，腰以上肿，当发汗乃愈。""病水腹大，小便不利，其脉沉绝者，有水，可下之。"《金匮要略·痰饮咳嗽病脉证并治第十二》："病痰饮者，当以温药和之。"在临床上具体应用常有如下诸法。

1. 治肺祛水法　治肺与发汗、利小便、逐水攻下三法关系密切。常有宣肺行水、温肺化水、泻肺逐水之不同。

（1）**宣肺行水** 凡是痰饮水湿之邪留滞部位偏上、偏表者均可用此法。如风水、皮水用越婢加术汤、甘草麻黄汤，痰饮病之溢饮用大青龙汤，寒饮喘咳用射干麻黄汤，湿病用麻黄加术汤等，均属此法范围。在临床应用时则根据病机的不同而有所差异，如因感受外邪，肺气失宣，而致通调水道功能失职，水气留滞于肌表，见身体肿胀、小便不利、脉浮等症者，可用直接宣肺发汗法，如治风水的杏子汤、治皮水的甘草麻黄汤等均属此列。若属既有风水相搏，又有阳虚者，则用温阳宣肺发汗法，如麻黄附子汤。若属风、水、热三者郁结于肺，卫气不能鼓荡水饮外越而郁滞于肌表者，可用清郁宣肺发汗法，如治溢饮的大青龙汤与治水气病的越婢汤均属此法。

（2）**温肺化水法** 该法主要适用于心下有水饮者。若水饮支撑胸膈，上逆迫肺，可见咳嗽上气、胸满等寒痰冷饮诸症，治当温肺化饮。若因外感风寒而触发，见发热恶寒者，可用小青龙汤；若体虚表证不著者，可用苓甘五味姜辛汤。

（3）**泻肺逐水法** 若痰饮水气停积胸膈，上逆射肺，肺气壅滞闭塞，症见胸闷咳喘，面目浮肿，小便不利，甚则不能平卧，属支饮壅肺的急证实证，葶苈大枣泻肺汤即此类的代表方。

2. 治肾祛水法 对于肾气虚不能蒸腾气化，水液代谢失常，水液潴留而形成各种水病，治当补肾化气，方用肾气丸、瓜蒌瞿麦丸或真武汤。三方之中，肾气丸平调阴阳以补肾气，瓜蒌瞿麦丸温阳化气利水兼以润燥，真武汤温阳利水偏于温散。

3. 治脾祛水法 对脾虚水气不化证，仲景云"当从小便去之"，苓桂术甘汤、泽泻汤、甘姜苓术汤、五苓散、茯苓泽泻汤、猪苓散等，皆可随证应用。其中苓桂术甘汤温阳蠲饮，健脾利水，为治疗脾阳虚、水饮内停之代表方。甘姜苓术汤温中散寒，健脾除湿，主治寒湿痹着腰部之肾着而以脾阳不足为主。

4. **治肝祛水法** 若肝气郁滞可致水滞经络，患者可表现为胸腹胀满疼痛、浮肿、小便不利，可予当归芍药散加减。

5. **治心祛水法** 若心阳不足，可通过脾肺肾三脏影响水液代谢而形成水病。仲景治水病温助心阳善用桂枝和附子，如苓桂甘枣汤、苓桂术甘汤及真武汤皆是温助心阳、利水化饮之代表方。

《金匮要略》黄疸发病机制与预后

张仲景在《金匮要略》中对"黄疸病"有着深刻的认识，本人学习中颇有心得，现浅析如下。

仲景指出"脾色必黄，瘀热以行"，此句首先提出了黄疸的病变脏腑与脾胃密切相关，素体脾胃虚弱或饮食劳倦思虑，外感伤脾，致脾运不健而生湿，湿邪蕴阻于血分而发黄，故曰"脾色必黄"。临床上黄疸病早期多以湿热或寒湿困脾，致中州失运为主要矛盾，如脾失健运主要表现纳呆、便溏、身倦乏力、厌食油腻、恶心呕吐、脘胀食后尤甚等。故在治疗黄疸时注意到如能及时顾护和恢复正常脾运，则能祛除湿邪，移施药力，敷布精微，恢复正气，病可早日向愈。

而"瘀热以行"则指出了黄疸一个重要的病机就是瘀。仲景这种瘀血致黄的思想在《伤寒论》和《金匮要略》多条条文中得到体现，《伤寒论》236 条云："阳明病，发热汗出者，此为热越，不能发黄也，但头汗出，身无汗，齐颈而还，小便不利，渴饮水浆者，此为瘀热在里，身必发黄，茵陈蒿汤主之。"261 条曰："伤寒身黄发热，栀子柏皮汤主之。"262 条曰："伤寒瘀热在里，身必黄，麻黄连翘赤小豆汤主之。"以上条文均描述的是湿热致黄，其中 236 条和 262 条均明确地指出"瘀热在里"，故湿热入血，影响到血分方可致黄。在《伤寒论》中除湿热致黄外，还有其他的原因也可致黄，如火逆发黄、瘀血发黄、寒湿发黄，其中火逆发黄、瘀血发黄和湿热发黄均有瘀热在里之机。仲景先师的治黄活血的思想在其用药中亦得到充分体现，如治疗阳黄的茵陈蒿汤、栀子柏皮汤、大黄硝石汤，方中均用大黄、栀子。《神农本草经》曰大黄"下瘀血，血闭寒热，破癥瘕积聚，留饮，宿食，安和五脏"。《本草纲目》曰大黄治"下痢赤白，里急腹痛，小便淋沥，湿热燥结，潮热谵语，黄疸，诸火疮"。故大黄不仅能荡涤胃肠，推陈致新，而且能够活血化瘀，破癥瘕积聚，为治疗湿热黄疸主药之一。栀子，《本草经衍义补遗》言其"泻三焦火，清胃脘血"。仲景先师在治疗疾病时，用药精当，已为后人所折服，其在治疗多种原因所致的黄疸中均用到具有活血化瘀作用的药物，从其用药中也说明湿热发黄有瘀阻血分的病机存在，活血化瘀药在治黄诸方中的应用，正好切中黄疸湿热入血分致瘀的病机。另外，在《金匮要略》用硝石矾石散治女劳疸有瘀血者，《药性论》认为硝石"破血、破积、散坚结，治腹胀"，此方用硝石入血分而消坚。说明阴黄亦有活血化瘀之必要，寒湿发黄与血亦有关，故寒湿致黄亦有瘀。仲景这种湿邪瘀阻于血分而致黄的思想得到后世医家的普遍认同，故后世治疗黄疸时多加入活血化瘀的药物提高疗效，印证了"治黄要活血"。

总之，"脾色必黄，瘀热以行"言简意赅地指出了脾胃是黄疸病的重要病位之一，也指出了黄疸病的重要病机，对后世医家治疗黄疸病有重要的指导意义。

《温病学》中的治法与原则

从《伤寒论》提出六经辨证与治法以后，在外感病理论发展的长河中，历代医家进行了不懈的努力，并做出了不可磨灭的贡献。及至叶天士、吴鞠通提出卫气营血与三焦辨证与治法以后，宣告了温病学理论体系的确立与成熟。自此以后，对于大多数热性病的诊疗，进入到一个有正确理论作指导的新的理性阶段。现就温病学的治疗大法与原则做些粗浅的探讨。

在发热病例中，以温病居多。疾病的发展变化，以卫气营血和三焦传变为主，故治疗亦须遵循这一发展规律，不同的发展时期用不同的方法。叶天士提出卫气营血治疗大法："在卫汗之可也，到气才可清气，入营犹可透热转气，入血就恐耗血动血，直须凉血散血。"吴鞠通则提出三焦的治法："治上焦如羽（非轻不举），治中焦如衡（非平不安），治下焦如权（非重不沉）。"在温病辨证纲领运用的时候，为了更确切地反映温病不同阶段的病变部位和状态，卫气营血和三焦两套辨证纲领，必须密切结合使用。例如：病在上焦，包括心肺两脏的病变，上焦卫气病变在肺，上焦营血病变在心。

中焦温病可包括气营血，病变在脾、胃、大肠。下焦温病病变多数在肝肾血分，少数也可在大肠气分。辨证是在卫气营血辨证与三焦辨证综合分析下，得出病证结论，治疗方法的实施，也需要与这些辨证结论相对应。

在温病的治疗中，除以上大法以外，还需掌握三个重要原则，即透达、祛邪和保津。

1. 透达原则　外感病主要以外邪为患，外邪总以外透为顺，内陷为逆。因而在治疗时，只要有透的可能，就要采用透达法。当然需要结合卫气营血不同阶段的特点来透解。

2. 祛邪原则　外感病主要是由于外邪的入侵，才导致一系列的症状，所以只有邪去才能正安。所以在治疗中必须积极祛邪，邪盛之时，只要情况允许总以祛邪为主。

3. 保津原则　温热病邪是阳邪，阳邪必然伤阴，而阴液之存亡对预后的影响极大。故对温热病的治疗，一开始就须注意滋阴保津。保津可从以下几方面考虑：①清热：热邪是消灼阴液之由，清热是最好的保津方法。②避免误汗、误下：汗下之法用之得法，常获立竿见影的效果。如果用之不当，则徒伤津液而使病情加重。③慎用辛香苦燥类药物：这类药物如藿香、厚朴、半夏、豆蔻等，是治疗湿热必用之品，但用于温热类疾病的治疗，则有香燥劫液之弊。④适当地应用滋阴生津药物。

总之，与辨证一样，温病学的治疗方法，也是这一理论体系中的核心内容之一。要说辨证是确定治疗方针和导向，则治疗原则与方法是决胜的手段。

"入营犹可透热转气"之己见

清代温病大家叶天士的《温热论》指出："大凡看法，卫之后方言气，营之后方言血。在卫汗之可也，到气才可清气，入营犹可透热转气，如犀角、玄参、羚羊角等物，入血就恐耗血动血，直须凉血散血，如生地、丹皮、阿胶、赤芍等物。否则前后不循缓急之法，虑其动手便错，反致慌张矣。"此言为温病的治疗确立了可遵循的原则，但也给后人留下了较大的发展空间。对于"入营犹可透热转气"，我亦有自己的见解，现阐述如下。

1. "营分证"不仅见于温病 说到"营分证"，绝大多数医家都只是联想到卫气营血辨证，即将外感温热病发展过程中，不同病理阶段所反应的证候，分为卫分证、气分证、营分证和血分证四类。卫分证主表，为外感温热病的开始阶段；气分证主里，为邪正斗争的亢盛期；营分证为邪热陷入心营，病情较重；血分证则为病变的后期，邪热已入心、肝、肾等脏，邪易耗血、动血，病情危重。然临床上典型的由温病各阶段传变到"营分证"的病例并不多见，相反，由其他内科杂病所致的"营分证"则较常见。那么，我们又该如何辨别内科杂病所致的"营分证"呢？同样的，内科杂病所引起的"营分证"基本表现与温病意义的"营分证"相同，即表现为身热夜甚，口干，反不甚欲饮，心烦不寐，时有谵语，斑疹隐隐，舌质绛，脉细数；所不同的是内科杂病所引起的"营分证"，没有典型的温热病发展特点，通常无明显的外感诱因。这类患者往往病情反复发作，且每次发作时症状基本相似，或间隔几天，或间隔几个月，甚至间隔几年发病，其病情较轻，舌红少苔，较少出现斑疹隐隐、谵语、绛舌等症。对于这类患者，个人认为是"营分证"本质的充分体现，其实质是伏邪留于阴分，至于伏邪从何而来，我们并不清楚，这类似于西医所讲的"发热原因待查"。人体卫阳之气，日行于表而夜入于里，若阴分本有伏热，阳气入阴则助长邪热，两阳相加，阴不制阳，故入夜身热；卫气晨行于表，阳出于阴，则热退身凉。

2. "透热转气"之义　　透，即通也；热，即热邪；转，即运也；气，即气分。透热转气就是使已入营分的热邪运转到病位较浅的气分，排除营热外达障碍的方法。叶氏曰："如从风热陷入者，用犀角、竹叶之属；如从湿热陷入者，用犀角、花露之品，掺入凉血清热方中。若加烦躁、大便不通，金汁亦可加入。老年或平素有寒者，以人中黄代之，急急透斑为要。"叶氏的这段话明确提出：治疗营分证在清营热的基础上，可根据滞碍营热外达的不同病邪，选用不同的方法，以达到去其壅塞、宣展气机、透热转气的目的。代表方清营汤即是此意。清营汤全方用药九味，以苦咸寒之犀角（代）为君，清解营分之热毒；生地黄、麦冬、玄参三药共用为臣，既可甘寒养阴，又可助君药清营凉血解毒；黄连苦寒，清心解毒，丹参清热凉血，并能活血散瘀，可防热与血结。温邪初入营分，用金银花、连翘、竹叶清热解毒，轻清透泄，使营分热邪有外达之机，促其透出气分而解，此即"入营犹可透热转气"之具体应用。当然，在临床上可见导致气机不畅的原因很多，透热转气的药物非局限银花、连翘、竹叶三味药而言，而是指针对营分证病机，可宣通气机，导营热外达之品。

3. 在气即可"清营透热" "犹可"一词意即"透热转气"的先决条件是人体正气尚能在营分阶段与热邪抗争，驱邪外出，故已入营分的邪热仍可透转气分而解。若邪热不能外透气分，是因为营分与气分之间气机不畅，邪无出路。此即叶氏"透热转气"的要旨所在。然而，多数医家在应用清营汤时多局限于"入营犹可透热转气"此句，却忽略了邪热在气分时即可应用清营汤。临床上，气分时稍佐以清营汤可达到迅速缓解症状，并防止疾病进一步发展的目的。